Erste Hilfe
Praxisratgeber

Hauke Schröder · Mark Winkelmann

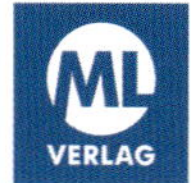

Der Praxisratgeber Erste Hilfe entspricht den Inhalten der BG-Information „Handbuch zur Ersten Hilfe“ (BGI 829) und kann somit im Rahmen der Erste-Hilfe-Aus- und Fortbildung als Teilnehmerunterlage Anwendung finden.

Freigabe erteilt durch:
Qualitätssicherungsstelle Erste Hilfe
VBG Verwaltungsberufsgenossenschaft

Hinweis
Von den Autoren und vom Verlag wurden sämtliche Informationen, Praxishinweise und Maßnahmen in diesem Buch sorgfältig nach den aktuellen Vorschriften geprüft, jedoch kann eine Garantie nicht übernommen werden. Eine Haftung der Autoren und des Verlags für Personen-, Sach- und Vermögensschäden ist ausgeschlossen.

5., aktualisierte Auflage 2018

Druck: Creo Druck und Medienservice GmbH, Bamberg

Titelbild: © dmitrimaruta – Fotolia.com
Satz: Patrick Lau, Reinbek

www.ml-buchverlag.de

Printed in Germany

ISBN 978-3-947396-90-0

Inhaltsverzeichnis

Vorwort

Hunderttausende Arbeiter, Angestellte und Führungskräfte werden jedes Jahr im Auftrag der Berufsgenossenschaften und der öffentlichen Unfallversicherungsträger in Erster Hilfe ausgebildet und in wiederkehrenden Abständen fortgebildet. Hinzu kommen Millionen von Führerscheinanwärtern die gemäß der Fahrerlaubnisverordnung und der Straßenverkehrsordnung in die Sofortmaßnahmen am Unfallort unterwiesen werden.

Um Texte kürzer zu halten wird nur die männliche Form verwendet. Wir bitten um Verständnis. Selbstverständlich richten sich alle Informationen in gleicher Weise an Frauen und Männer.
Dieser Praxisratgeber soll zeigen, dass Erste Hilfe einfach ist, und noch viel wichtiger, dass sie funktioniert. Wichtige Informationen und Praxishinweise werden deutlich und transparent dargestellt, um langes Recherchieren und Nachschlagen auszuschliessen.

Und hier gleich der wichtigste Punkt:

MERKE!

Die pure Anwesenheit eines Helfers, eine helfende Hand oder ein paar beruhigende Worte helfen in der Akutphase oft mehr als komplexe medizinische Anwendungen.

Auch bei professionellen Helfern wie Rettungspersonal, Pflegekräften oder Ärzten besteht die Hilfe am Unfallort zu einem großen Teil aus Betreuung.

Hauke Schröder
Mark Winkelmann

Richtiges Verhalten bei Notfällen und Unfällen

1

Jeder Mensch folgt in unerwarteten Situationen den von der Evolution auferlegten Instinkten. Unser Nervensystem alarmiert uns in einer potentiellen Gefahrensituation und veranlasst uns zum Handeln. Das kann eine kopflose Flucht, aber auch die spontane Motivation zur sofortigen Hilfeleistung sein. Jeder kennt solche Situationen, früher war es der Bär der uns »bedroht« hat, heute ist es der Prüfer der einem gegenübersteht und Fragen stellt. Aus den bereits gemachten Prüfungserfahrungen lässt sich aber auch ableiten, dass diese Situationen sich durch Wissen beherrschen lassen.

Durch umsichtiges Verhalten kann Erste Hilfe mit einfachen Mitteln Leben retten, und dieselbe Umsicht schützt auch das eigene Leben vor potentiell gefährlichen Situationen. Dabei fallen unter Erste Hilfe alle Maßnahmen, die ein Ersthelfer bei einem Notfall bis zum Eintreffen des Rettungsdienstes zu ergreifen hat. Um zu veranschaulichen, welchen hohen Stellenwert die Erste Hilfe hat, und um zu verdeutlichen, warum es ohne den Ersthelfer nicht geht, wurde für die Rettungsaktion die sogenannte »Rettungskette« entwickelt. Sofortmaßnahmen plus Notruf und weitere Erste Hilfe sind die ersten zwei Glieder der Rettungskette. Greifen die einzelnen Maßnahmen einer Rettungsaktion wie Glieder einer Kette ineinander, erhält der Betroffene schnelle Hilfe bis hin zur Behandlung im Krankenhaus.

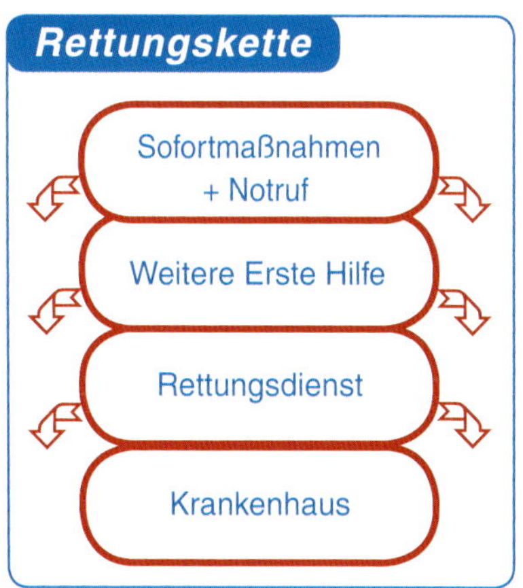

Eine Kette ist aber nur so stark wie ihr schwächstes Glied! Sollte der Rettungsdienst sich verspäten, weil alle Fahrzeuge gebunden sind oder sollte der Ersthelfer Schwierigkeiten mit dem Notruf haben, verzögert sich die Rettungsaktion unnötig und es wird zu einer Gefährdung des Betroffenen kommen. Die richtigen Maßnahmen des Ersthelfers, bis zum Eintreffen des Rettungsdienstes, können daher für die Schwere der Unfallfolgen oder für das Überleben des Betroffenen entscheidend sein.

MERKE!

- Sie sind als erster vor Ort. Rufen Sie umgehend Hilfe, das verkürzt die Zeit, in der Sie alleine vor der Situation stehen.
- Leisten Sie – wenn nötig – lebensrettende Maßnahmen (Sofortmaßnahmen am Unfallort).
- Leisten Sie – wenn nötig – weitere Hilfe, die die Situation des Verletzten verbessert.

Verpflichtung zur Hilfeleistung

Menschen in Not zu helfen sollte für jeden von uns, auch ohne von einer höheren Instanz dazu verpflichtet zu sein, eine Selbstverständlichkeit darstellen. An dieser Stelle wird darauf hingewiesen, dass auch der Gesetzgeber über das Strafgesetzbuch eine Motivation geschaffen hat, die uns gesetzlich zum Helfen verpflichtet:

§ 323c StGB »Unterlassene Hilfeleistung«

Wer bei Unglücksfällen oder gemeiner Gefahr oder Not nicht Hilfe leistet, obwohl dies erforderlich und ihm den Umständen nach zuzumuten, insbesondere ohne erhebliche eigene Gefahr und ohne Verletzung anderer wichtiger Pflichten möglich ist, wird mit Freiheitsstrafe bis zu einem Jahr oder mit Geldstrafe bestraft.

Sie müssen also helfen wenn Sie:

- sich dabei nicht selbst gefährden,
- nicht andere wichtige Pflichten verletzen müssen (z. B. die Aufsichtspflicht)
- und wenn es Ihnen generell zumutbar ist.

Ein Nichtbefolgen kann, wie im Strafgesetzbuch beschrieben, geahndet werden. Eine Ahndung wegen »falscher« Hilfsmaßnahmen, sei es zivilrechtlich oder strafrechtlich, ist demnach nicht zu befürchten, es sei denn, Sie helfen gar nicht oder schaden vorsätzlich. Sollten Ihnen eigene Schäden während der Hilfeleistung widerfahren, ist es generell möglich sich die entstandenen Schäden ersetzen zu lassen, und sei es nur die zerrissene Hose.

Wo passieren eigentlich die Unfälle?

Viele Kursteilnehmer der Ersten Hilfe sind der Meinung, dass auf den Straßen an allen Ecken und Enden Unfälle passieren und sie deshalb in vielen Fällen vor allem Fremden Hilfe leisten müssen. Die Realität sieht aber anders aus. Nur etwa zehn Prozent aller Unfälle passieren im Straßenverkehr, der Rest in der Freizeitgestaltung und am Arbeitsplatz. Viele vergessen auch, dass in den Industrienationen die Wahrscheinlichkeit zu erkranken, z. B. durch Herzinfarkt oder Schlaganfall, viel höher ist, als in einen schweren Unfall verwickelt zu werden.
Es ist also häufiger der Fall, dass ein Mensch in Not gerät der Ihnen bekannt ist und unmittelbar Ihre Anwesenheit, Ihre beruhigenden Worte und Ihre Handlungsbereitschaft benötigt.

MERKE!

- 5.000 Verkehrstote sind zu viel, aber denen gegenüber stehen bis zu 100.000 Tote pro Jahr durch Herz-Kreislauf-Erkrankungen.
- Den Menschen, der Ihre Hilfe braucht, werden Sie zu 90 % kennen.
- Der Notfall ereignet sich eher im Wohnzimmer, bei der Arbeit, im Supermarkt oder auf dem Spielplatz, aber selten auf der Straße.

Allgemeine Anforderungen an Ersthelfer

Die Evolution hat uns in potentiell gefährlichen oder plötzlichen Situationen darauf programmiert eher die Flucht zu ergreifen, denken Sie an den Bär! Handeln Sie nach bestem Wissen, niemand erwartet etwas von Ihnen, was Sie nicht leisten können. Die richtigen Erste Hilfe-Maßnahmen zu ergreifen ist in den meisten Fällen nicht schwer.

- Bleiben Sie ruhig, die meisten Situationen lassen sich auch ohne Intensivmedizin beherrschen.
- Verschaffen Sie sich einen Überblick und schließen Sie eigene Gefahren aus.
- Machen Sie laut auf die Situation aufmerksam und rufen Sie um Hilfe.
- Sprechen Sie Umstehende an, viele werden Ihnen helfen, es wurde nur auf Kompetenz gewartet.
- Beruhigen Sie alle Beteiligten.
- Kopfloses vorstürmen subtrahiert einen Helfer und addiert einen Verletzten.

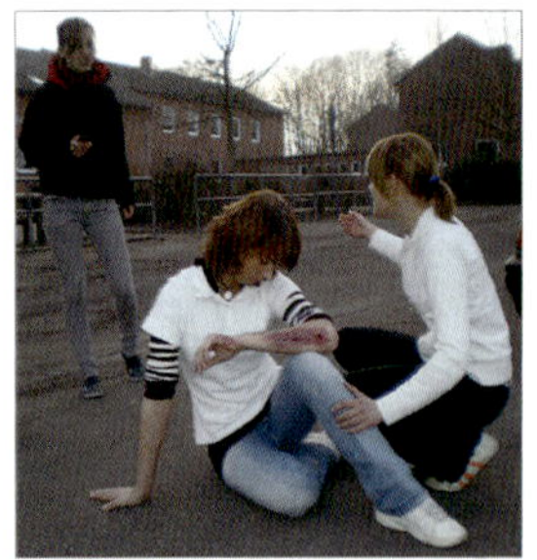

Potenzielle Gefahrensituationen!

Die meisten für Sie gefährlichen Situationen sind bei etwas Aufmerksamkeit leicht und sicher zu erkennen. Es gibt aber auch Situationen die unsichtbar eine große Gefahr mit sich bringen. Das ist der Fall, wenn Sie Erste Hilfe leisten bei:

- Feuer,
- Verkehrsunfällen,
- Gewässern,
- Explosionen,
- Strom,
- Gewalttaten,
- Eisflächen,
- Unfälle mit gefährlichen Stoffen und
- Verschüttung,

dann sollten Sie sehr umsichtig vorgehen.

Wer Unfallstellen absichert, sichert sich selbst ab

Die meisten Verkehrsteilnehmer wissen, dass sie ein Warndreieck mitführen müssen und sie wissen auch, dass es sinnvoll ist, einen Verkehrsunfall damit abzusichern. Denken Sie aber auch daran andere Unfallstellen abzusichern. Überall dort wo im laufenden Betrieb oder Straßenverkehr ein Unfall ausgelöst wurde, droht nachfolgende Gefahr, also auch in Betrieben oder ganz einfach im Auffangbecken für die Wasserrutsche in Ihrem Freizeitbad. Nutzen Sie jede Möglichkeit den Unfallort abzusichern, um weitere Verletzte auszuschließen.

Für den Straßenverkehr bedeutet das:

➲ Schalten Sie beim ersten Anzeichen einer Unfallsituation den Warnblinker an.

➲ Stellen Sie Ihr Fahrzeug so weit rechts wie möglich und mit zehn bis zwanzig Meter Abstand vor der Unfallstelle ab.

➲ Das hat zwei Vorteile: Sie können die Unfallstelle ausleuchten und die Fahrzeuge von Rettungsdienst und Feuerwehr können die optimalen Positionen einnehmen.

➲ Ziehen Sie sich zu Ihrer eigenen Sicherheit eine Warnweste über.

- Stellen Sie das Warndreieck in angemessener Entfernung (mindestens 100 Meter) auf, gehen Sie dabei mit vorgehaltenem Warndreieck dem Verkehr entgegen und stellen Sie es vor Kurven oder Bergen auf.
- Sorgen Sie dafür, dass der Gegenverkehr gewarnt wird. Ein zweites Warndreieck finden Sie möglicherweise im verunfallten Kraftfahrzeug.
- Rekrutieren Sie weitere Helfer und verteilen Sie Aufgaben.
- Löschen Sie Feuer (auch brennende Personen), wenn möglich mit Pulverlöschern oder Decken.

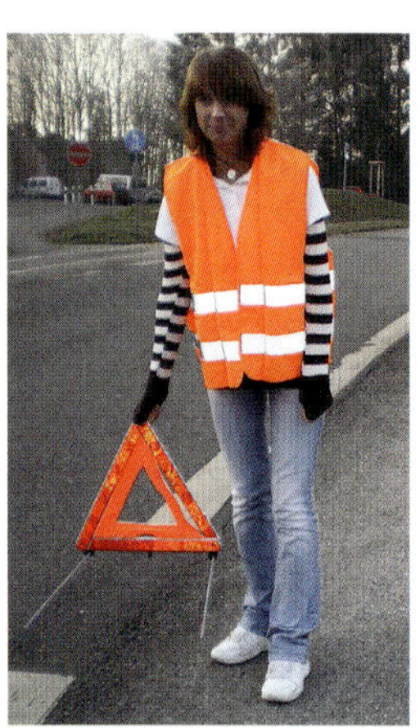

Akute Gefahr? Retten Sie den Verunfallten!

In manchen Situationen verschärft sich die Gefahr für den Verunfallten, weil erschwerende Bedingungen hinzu kommen. Es kann zu Bränden an verunfallten Fahrzeugen kommen oder der Verletzte ist am Lenkrad bewusstlos geworden und muss unmittelbar in die stabile Seitenlage gebracht werden. In solchen Situationen ist Zeit gleichzusetzen mit Leben und der Ersthelfer ist einmal mehr als Erster vor Ort gefragt. Benutzen Sie den Rettungsgriff, um den Verunfallten aus der Gefahrenzone zu befreien.

Der Rettungsgriff

Der Rettungsgriff eignet sich für die Rettung aus akuter Gefahr. Er ermöglicht es Ihnen, einen Verunfallten zügig aus dem Gefahrenbereich an einen sicheren Ort zu retten und die Situation unter Kontrolle zu bringen. Bei am Boden liegenden Verunfallten gehen Sie folgendermaßen vor:

1 Suchen Sie eine geeignete Stelle für den Verletzten und legen Sie dort die Rettungsdecke aus Ihrem Verbandkasten hin. Sprechen Sie den Verunfallten an. Ist er bei Bewusstsein, klären Sie ihn über die beabsichtigte Maßnahme auf.

2 Treten Sie von hinten an den am Boden liegenden Verletzten heran. Fassen Sie mit beiden Händen unter seinen Nacken und die Schultern und stützen Sie zugleich den Kopf mit den Unterarmen, das verhindert eine Schleuderbewegung der Halswirbelsäule. Richten Sie nun mit angemessenem Schwung den Oberkörper des Verletzten auf und bringen Sie ihn in eine sitzähnliche Position. Achten Sie dabei darauf, dass der Oberkörper nicht seitlich wegsackt.

3 Treten Sie anschließend dicht hinter den Verletzten und greifen Sie mit beiden Armen durch die Achselhöhlen. Legen Sie einen Unterarm des Verletzten quer vor seinen Bauch und fassen Sie ihn mit beiden Händen von oben, sodass alle Finger und die Daumen auf der Vorderseite des Armes liegen. Sie haben dadurch den sichersten Halt und schließen Verletzungen des umgriffenen Armes aus, die durch ein »falsches Umfassen« entstehen können.

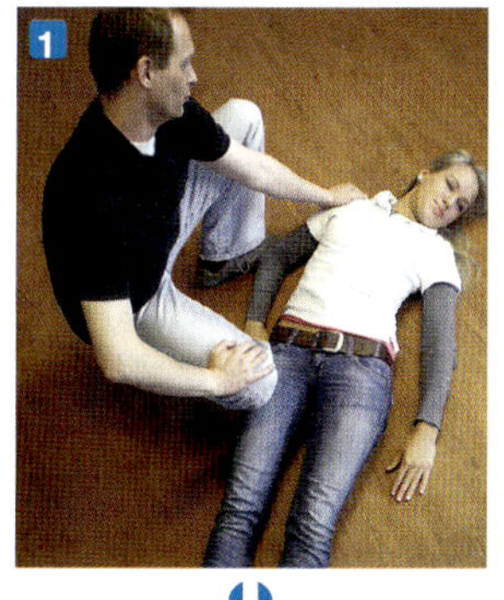

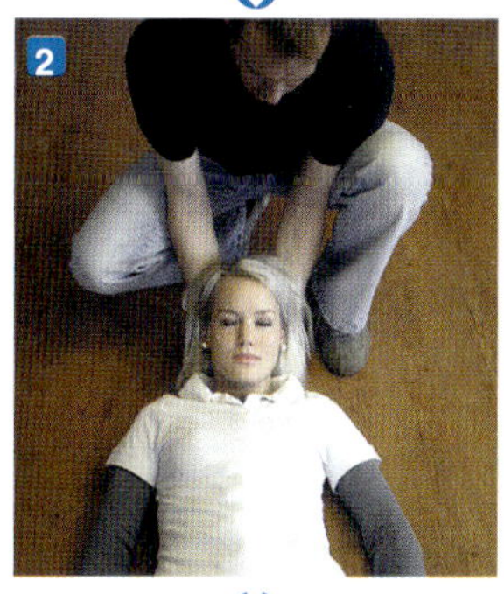

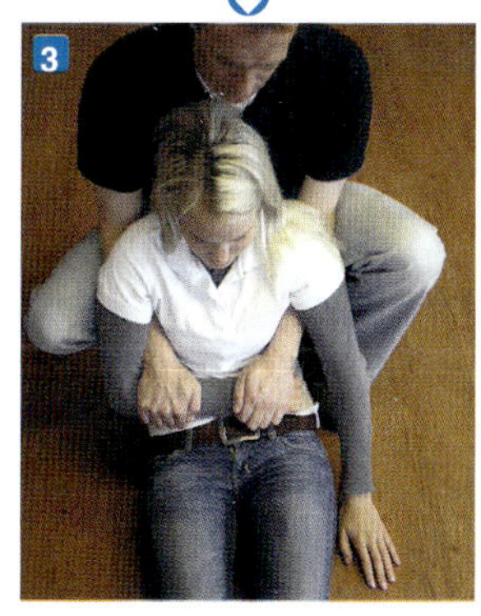

4 Heben Sie den Betroffenen dicht am eigenen Körper auf Ihre Oberschenkel. Beugen Sie hierbei Ihre Knie und verlagern Sie Ihr eigenes Körpergewicht zur Entlastung der Wirbelsäule nach hinten. Ziehen Sie den Betroffenen mit gestreckten Armen im Rückwärtsgang aus der Gefahrenzone an einen sicheren Ort.

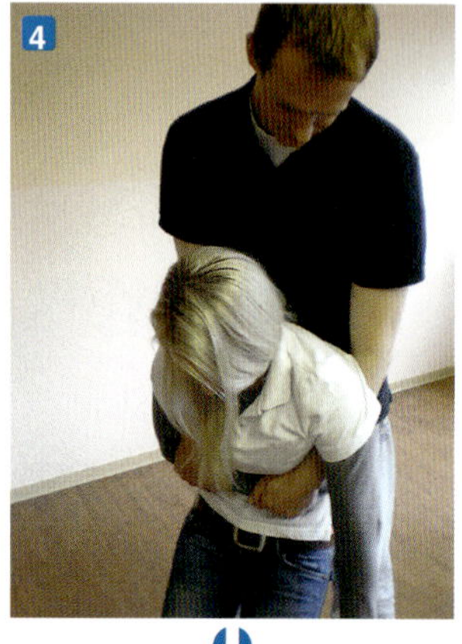

5 Legen Sie ihn dort – möglichst auf einer Rettungsdecke – vorsichtig ab. Danach sprechen Sie den Betroffenen erneut an und führen die notwendige Erste Hilfe durch.

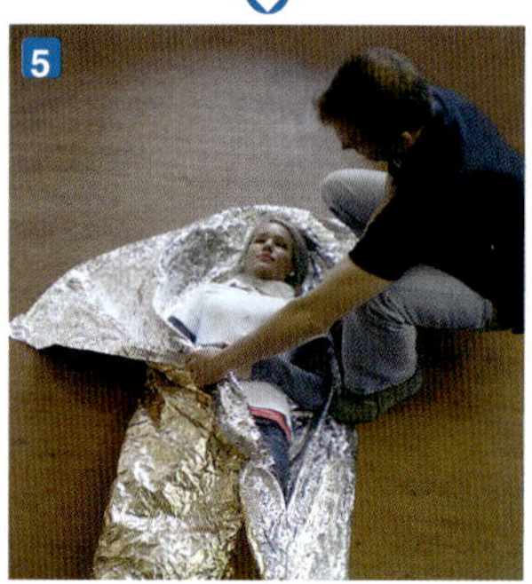

Achten Sie bei der Anwendung des Rettungsgriffs darauf, verletzte Körperteile gering zu belasten. Die Rettung aus akuter Gefahr hat aber immer Vorrang, sie darf nicht unterbleiben, weil der Ersthelfer bei der Anwendung eine Verschlimmerung der Verletzungen befürchtet.

Rettung aus Kraftfahrzeugen

Oft können Personen, die in einen Verkehrsunfall verwickelt sind und sich in akuter Lebensgefahr befinden, ihr Kraftfahrzeug nicht eigenständig verlassen. Um Personen aus Kraftfahrzeugen zu retten, können Sie den Rettungsgriff in leicht abgewandelter Form anwenden.

Beachten Sie, dass in Kraftfahrzeugen Gefahr durch nicht aktivierte Airbags droht. Halten Sie sich außerhalb der Reichweite nicht aktivierter Airbags auf. Sollte die verletzte Person eingeklemmt sein, bleiben Sie bei ihr und leisten Sie der Person Erste Hilfe soweit es die Situation zulässt. Fordern Sie den Rettungsdienst (evtl. auch die Feuerwehr) an und vergessen Sie nicht, beim Notruf auf die eingeklemmte Person hinzuweisen.

PRAXIS ✚ Maßnahmen des Ersthelfers

1 Öffnen Sie vorsichtig die Fahrzeugtür und stützen Sie den Verunfallten ggf. mit einem Griff an die Schulter ab. Schwerverletzte oder Bewusstlose könnten Ihnen sonst entgegenfallen und sich dadurch weitere Verletzungen zufügen. Sprechen Sie den Verunfallten an und sagen Sie ihm, was Sie tun werden. Stellen Sie ggf. die Zündung aus. Greifen Sie in den Fußraum des Fahrzeugs und befreien Sie die Füße des Verletzten, falls diese eingeklemmt sind. Lösen Sie nun den Sicherheitsgurt, wenn nötig schneiden Sie ihn einfach durch. Falls erforderlich, stellen Sie den Sitz zurück.

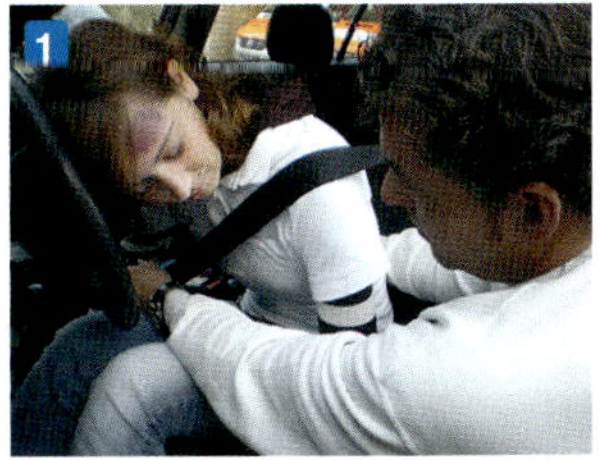

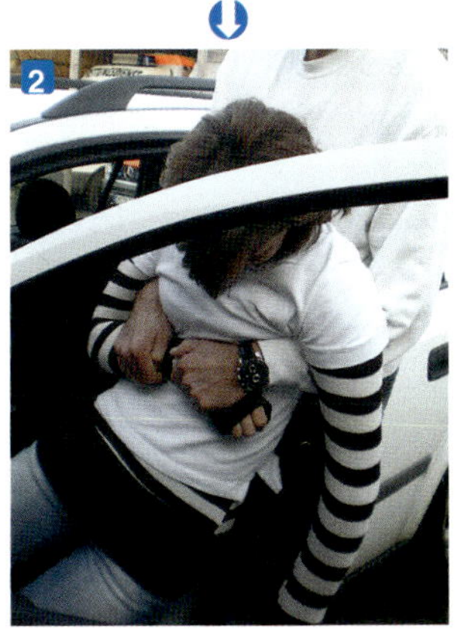

2 Beugen Sie anschließend den Oberkörper des Verletzten nach vorne und fassen Sie mit der einen Hand um den Rücken herum an die ferne Hüfte und mit der anderen Hand an das Ihnen zugewandte Knie. Drehen Sie jetzt den Verletzten auf dem Sitz mit dem Rücken zur Tür zu sich herum. Fassen Sie den Verletzten mit dem schon beschriebenen Rettungsgriff (durch die Achselhöhlen fassen und einen um den Bauch gelegten Unterarm

umfassen) und ziehen Sie ihn vorsichtig aus seinem Fahrzeug.

3 Ist ein weiterer Helfer an der Unglücksstelle, dann bitten Sie ihn, die Beine oder Füße des Verunfallten mit anzuheben. Gemeinsam können Sie so den Verletzten aus dem Fahrzeug ziehen und an einem sicheren Ort, möglichst auf einer Decke, ablegen.

4 Setzen Sie den Notruf ab und sprechen Sie den Betroffenen wieder an. Leisten Sie (je nach Bedarf) weitere Erste Hilfe – Maßnahmen am Verletzten.

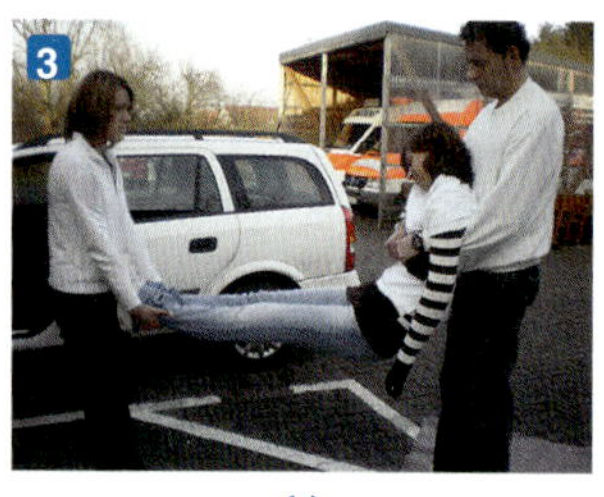

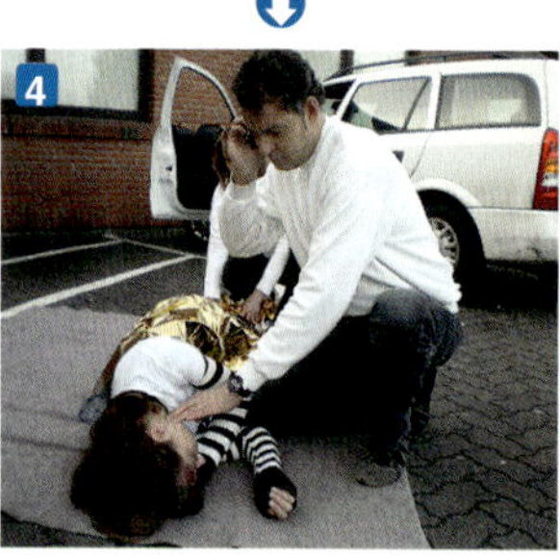

Erster Kontakt – Der ansprechbare Betroffene

Der erste Kontakt mit einem Betroffenen ist für mehrere Dinge ein entscheidender Faktor. Sie können erst jetzt – durch den persönlichen Kontakt – das dringend notwendige Vertrauensverhältnis aufbauen. Bedenken Sie, der Betroffene ist oft emotional an seinen Grenzen, er hat Schmerzen und Angst und befindet sich vielleicht auch in einer unvorteilhaften Situation mit oder ohne Verletzung seiner persönlichen Intimgrenzen. Denken Sie an Ihre eigenen Arztbesuche, nur der Arzt dem Sie uneingeschränkt vertrauen wird ausreichenden Zugang zu Ihnen bekommen. Der zweite Vorteil ist, dass Sie beim ersten Kontakt über den Ersteindruck, also das Aussehen des Patienten und über das Gespräch mehr über den tatsächlichen Zustand des Patienten erfahren. Auch der Rettungsdienst stellt 90 % der Diagnosen über diese

Verfahrensweise. Um vertrauensvolle Rahmenbedingungen zu erreichen, gehen Sie folgendermaßen vor:

- Begeben Sie sich möglichst auf gleiche Höhe mit dem Betroffenen. Sie müssen sich nicht dazulegen, aber knien Sie sich hin oder setzen Sie sich dazu.
- Stellen Sie Augenkontakt her, so gewinnen Sie persönlichen Kontakt und Informationen über den psychischen Zustand des Betroffenen.
- Fragen Sie nach dem Namen des Betroffenen und stellen Sie sich vor.
- Dezenter Körperkontakt, z. B. Handgelenkpuls fühlen oder Schweiß abwischen, wird oft als Grenzen abbauend empfunden.
- Klären Sie den Patienten darüber auf, was Sie bereits getan haben (z. B. Notruf) und was sie noch zu tun gedenken.
- Vermeiden Sie dabei aber beunruhigende Aussagen.
- Versuchen Sie Ihre eigene Angst zu kontrollieren, vor allem für Kinder ist es bedenklich, wenn zum Beispiel die Bezugsperson weint.
- Denken Sie daran, dass persönliche Zuwendung die wichtigste, aber oft vernachlässigste Erste Hilfe ist.
- Lassen Sie den Verletzten nach Möglichkeit nicht allein.

Binden Sie möglichst andere Helfer mit ein, und versuchen Sie sich die Situation einzuprägen aus der heraus der Notfall entstanden ist. Dies sind dann wertvolle Informationen für die nachrückenden Rettungskräfte. Durch Ihre Anwesenheit und Nähe ist eine konstruktive Kooperation mit dem Betroffenen in der Regel möglich und eine hochgradige Effizienz der Hilfe erreichbar. Sollten Sie sich an dieser Stelle die Frage stellen: Was mache ich bei Jemandem der nicht ansprechbar erscheint? Dann sollten Sie wissen, dass die Mehrheit der in Not geratenen ansprechbar ist.

Wärmeerhalt

Unser Organismus ist auf eine gleichbleibende Wärmeproduktion angewiesen. Abweichungen nach unten regulieren wir mit Stoffwechselwärme sowie Muskelarbeit und Abweichungen nach oben durch Schwitzen. Wenn man sich jetzt einen Verletzten nach einem Fahrradsturz vorstellt, liegt dieser auf dem Boden und bewegt sich aufgrund der Verletzungen nicht viel, es droht unmittelbar eine Unterkühlung. Auch wenn diese nur leicht ausfällt, belastet sie den Organismus zusätzlich zu den bereits bestehenden Verletzungen oder Erkankungen. Decken Sie jeden Betroffenen zu, um einen weiteren Wärmeverlust zu verhindern, vor allem auch von unten! Die Rettungsdecke aus einem Kfz-Verbandskasten eignet sich bestens, um Betroffene darauf zu lagern und zuzudecken.

- Sagen Sie dem Betroffenen, was Sie tun werden und bitten Sie ihn um Mithilfe. Falten oder rollen Sie dann die Decke zu zwei Dritteln und legen Sie sie der Länge nach so nah wie möglich an den Körper des Betroffenen.
- Drehen Sie den Betroffenen vorsichtig zur anderen Seite und ziehen Sie die Decke dicht an seinen Rücken.
- Legen Sie ihn dann vorsichtig wieder auf den Rücken. Sie können jetzt den zusammengelegten Teil der Decke unter seinem Körper hervorziehen.
- Wickeln Sie den Betroffenen mit den überstehenden Seiten der unter ihm liegenden Decke möglichst dicht ein.

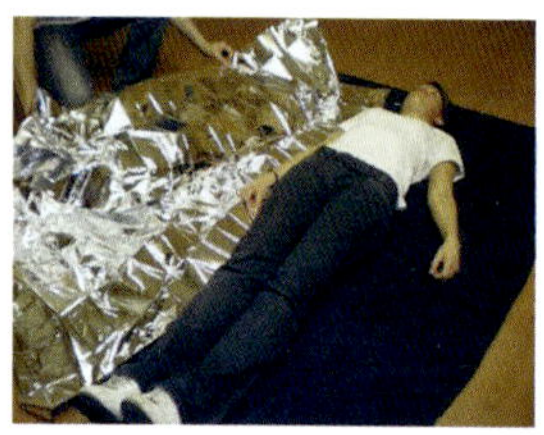

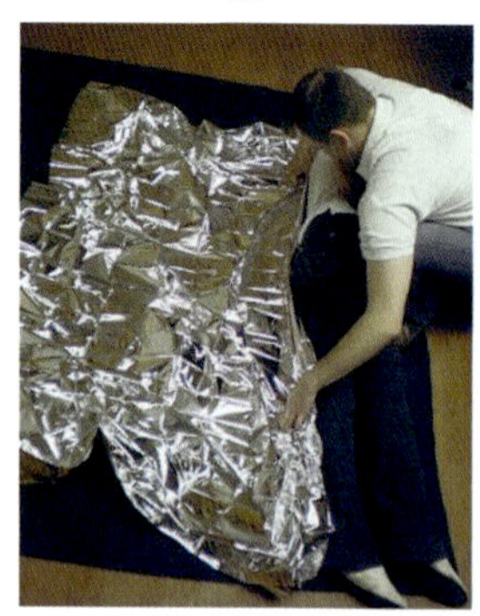

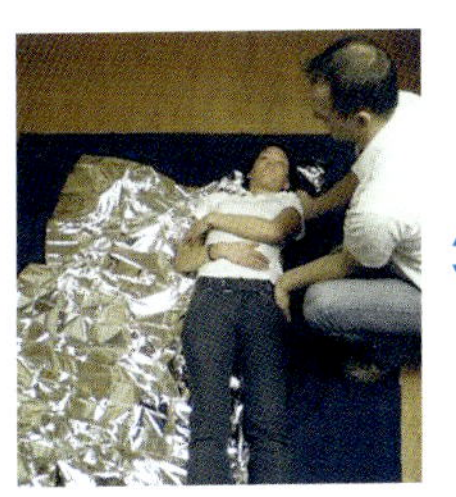

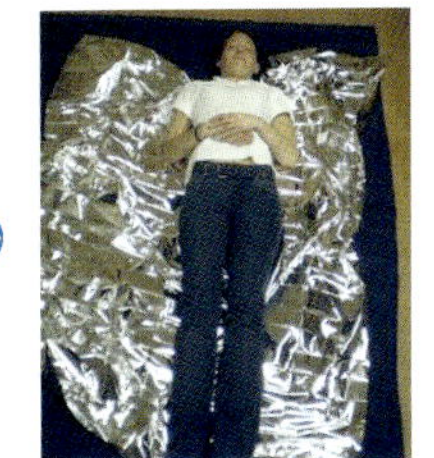

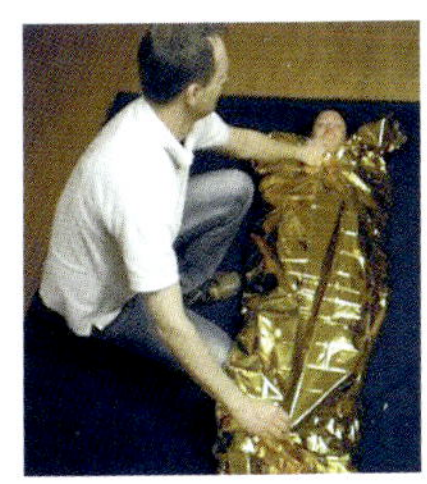

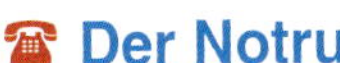

Der Notruf

Ohne Notruf keine Rettungskette!

Obwohl die Notrufnummer **112** inzwischen europaweit etabliert ist, besteht in der Bevölkerung immer noch Unsicherheit darüber, wen man anrufen muss, wenn ein Notfall eingetreten ist. Das führt dazu, dass einige Verletzte oder Erkrankte erst teilweise nach mehreren Stunden das rettende Krankenhaus erreichen. Nach dieser langen Wartezeit sind einige Schäden aber häufig nicht mehr rückgängig zu machen.

Wenn Sie die Notrufnummer im guten Glauben wählen, wird Ihnen niemals irgendeine Rechnung dafür zugestellt werden. Die Angst davor ist oft der Grund, warum sich Hilfesuchende zuerst einmal an den Hausarzt wenden. Hausärzte und auch der kassenärztliche Bereitschaftsdienst sind in der Regel aber für viele lebensbedrohliche Notfälle weder materiell noch medikamentös ausgestattet.

Unser moderner Rettungsdienst dagegen kombiniert ausgebildetes Personal, Mobilität und Intensivmedizin miteinander, d.h., wenn ein Rettungswagen am Einsatzort eintrifft, ist alles vorhanden was zur Versorgung eines Erkrankten oder Verletzten benötigt wird.

Handy Mit dem Handy können sie praktisch überall einen Notruf absetzen, auch wenn kein Guthaben auf der Karte ist. Das Handy wird, wenn eine SIM-Karte vorhanden ist, Ihre Rufnummer mitsenden (Zwangsübertragung) und ermöglicht es dem Disponenten Sie im Zweifelsfall zurückzurufen. Ein Handy lässt sich auch einmessen, z. B. wenn der Notruf unterbrochen wurde. Damit ist zumindest Ihr Standort bekannt.

Münz- und Kartenfernsprecher Die Rufnummern **112** und **110** lassen sich von hier aus ebenfalls kostenfrei erreichen.

Notrufsäulen An Autobahnen und Bundesstraßen finden Sie in bestimmten Abständen solche Einrichtungen. Achten Sie auf schwarze Pfeile an den Leitpfosten, diese weisen Ihnen den Weg zur nächsten Notrufeinrichtung.

Alternativen Der öffentliche Nahverkehr (Bahnhöfe und Busse) sowie Taxis verfügen entweder über Betriebsfunk oder Telefone die sich ebenfalls für den Notruf nutzen lassen.

Einheitliche Notrufnummer

112 Die Rettungsleitstellen der Kreise oder kreisfreien Städte; hier werden Rettungsdienst und die Feuerwehren disponiert.
110 Die Polizei; in der Regel wird ein medizinischer Notruf an die Rettungsleitstelle weitergegeben.

Welche Informationen benötigt die Rettungsleitstelle?

Die Angaben bei einem Notruf sollten nach einem einheitlich festgelegten Schema erfolgen. Halten Sie sich an das 5-W-Schema, damit die Rettungsleitstelle die richtigen Maßnahmen treffen und der Rettungsdienst umgehend zum Einsatzort gelangen kann.

MERKE! 5-W-Schema der Notrufmeldung

- **Wo ist der Einsatzort?**
  Geben Sie diese Information so präzise wie möglich an: Ort, Ortsteil, Straße, Hausnummer, Etage und der Name des Türschildes an der Wohung oder des Hauses, wo Sie sich gerade befinden. Im Straßenverkehr die Fahrtrichtung und auf welcher Höhe (KM-Angaben am Straßenrand). Veranlassen Sie andere Helfer den Rettungsdienst einzuweisen.

- **Was ist passiert?**
  Beschreiben Sie kurz was passiert ist. Handelt es sich beispielsweise um einen Verkehrsunfall, eine Erkrankung oder ein Feuer?

- **Wie viele Verletzte gibt es bzw. wie viele Personen sind erkrankt?**
  Geben Sie an, wie viele Personen zu versorgen sind, damit die Rettungsleitstelle entscheiden kann, wie viele Rettungskräfte zu entsenden sind.

- **Welche Verletzungen/Erkrankungen/Symptome liegen vor?**
  Welches Symptom stört den Verletzten am meisten? Sind offensichtliche Verletzungen vorhanden (z.B. Blutungen, Verbrennungen) oder ist der Betroffene bewusstlos?

- **Warten auf Rückfragen**
  Die Leitstellen beenden das Gespräch, vielleicht benötigt der Disponent aber noch Informationen oder es wurden nicht alle Notrufangaben einwandfrei verstanden.

Versuchen Sie langsam und deutlich zu sprechen und Ruhe zu bewahren. Rechnen Sie auch jederzeit mit einem Rückruf der Rettungsleitstelle.

Lebensrettende Sofortmaßnahmen

Nach den Verhaltensregeln wird jetzt der notfallmedizinische Weg aufgezeigt, um in einfachen Schritten die entsprechenden Situationen und die dazugehörigen Maßnahmen eingehend zu behandeln. Lebensrettende Sofortmaßnahmen sind notwendig, wenn Störungen lebenswichtiger Funktionen (Vitalfunktionen) vorliegen, d. h., wenn durch einen Unfall, einer Vergiftung oder einer akuten Erkrankung das Bewusstsein, die Atmung oder der Kreislauf bedroht sind. Zu den lebensrettenden Maßnahmen zählen u. a. die stabile Seitenlage, die Atemspende, die Herz-Lungen-Wiederbelebung und die Schocklage.

Das bisher erwähnte erweckt vielleicht den Eindruck, dass Notfälle sich ausschließlich im Straßenverkehr oder in den Betrieben abspielen. Es wurde aber bereits darauf hingewiesen, dass es ebenso wahrscheinlich ist, dass jemand im Haushalt oder in der Nachbarschaft erkrankt oder verunglückt ist und Ihre Hilfe benötigt. Also, motivieren Sie so viele wie möglich an einem Erste Hilfe Lehrgang teilzunehmen, auch wenn diejenigen nicht oder noch nicht am Straßenverkehr teilnehmen.

Störungen lebenswichtiger Funktionen

Welche schwere Erkrankung, Verletzung oder Vergiftung auch zugrunde gelegt wird, früher oder später kann diese Schädigung lebenswichtige Funktionen beeinträchtigen.

Zu den lebenswichtigen Funktionen gehören:

Das Bewusstsein Bei Schädigung der Lunge oder dem Herzen ist jedem sofort klar, warum deren Versagen für den Betroffenen gefährlich ist. Bei einem »plötzlichen« Bewusstseinsverlust ist das bereits schwieriger. Auf den nächsten Seiten wenden wir uns deshalb zunächst diesen Fällen zu.

Die Atmung Unser Organismus ist sehr stark auf die Versorgung mit Sauerstoff angewiesen, der sich in unserer Umgebungsluft befindet und den Großteil des uns bekannten Lebens ermöglicht. Atemnot, egal ob durch die Psyche oder durch handfeste organische Ursachen bedingt, sind äußerst kritische Zustände, die sofortiges Handeln erfordern und gut therapierbar sind.

Das Herz-Kreislauf-System Dieses System, mit dem Zentralorgan Herz, übernimmt für uns unter anderem die Verteilung des Sauerstoffs. Werden Organe von der Zufuhr abgeschnitten, entstehen unterschiedlich schwere Krankheitsbilder die oft unmittelbar in einer lebensgefährlichen Situation enden. Der häufigste Unfalltod ist auf diese Störungen zurückzuführen.

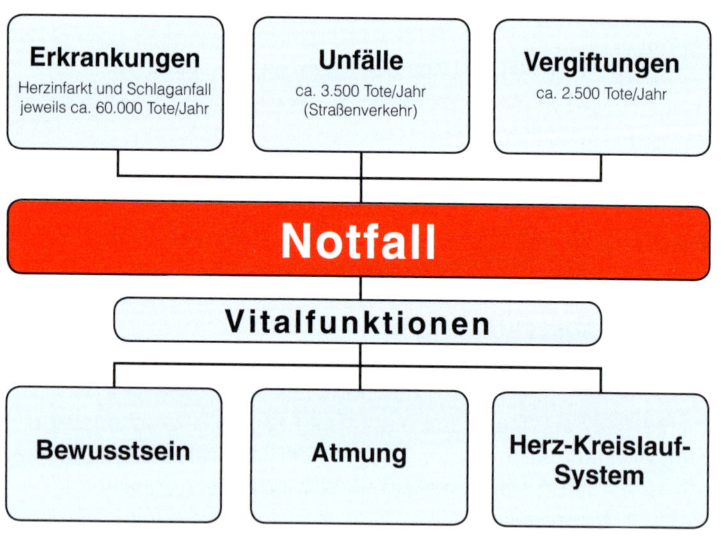

Erkrankungen die andere lebenswichtige Regelkreise, wie z.B. den Stoffwechsel oder das Hormonsystem betreffen, müssen ärztlich therapiert werden, da sie sich früher oder später auf die Vitalfunktionen auswirken.

Dazu ein paar Beispiele:

- Ein nicht erkannter oder therapierter Diabetiker wird einen beständig steigenden Blutzucker haben, dieser wird in absehbarer Zeit stark das Gehirn beeinträchtigen, also zu einem Bewusstseinsverlust führen.
- Der Leber- oder Nierenkranke wird Stoffwechselprodukte anhäufen, welche ihrerseits wieder zu einer starken Beeinträchtigung des Bewusstseins führen, oder es kann beim Nierenkranken über Wasseransammlungen die Atemwege beeinträchtigen.
- Jemand mit einer Schilddrüsenüberfunktion kann im Extremfall eine Krise entwickeln, die zu einer massiven Herzkreislaufbeeinträchtigung führen kann.

Hieraus ist ersichtlich, dass jede Erkrankung, ob akut oder chronisch, die Vitalfunktionen beeinträchtigen kann. Es ist deshalb für diesen Ratgeber nicht notwendig ausgeprägte Unterschiede der Erkrankungen darzustellen.

Für den Ersthelfer vor Ort ist es unwichtig zu wissen, warum jemand z.B. bewusstlos ist. Die Maßnahmen können immer nur die gleichen sein, das macht die Erste Hilfe einfach und effizient.

Bewusstseinsstörungen

Unser Nervensystem, dazu gehören Gehirn, Rückenmark und periphere Nerven, steuert und koordiniert die lebenswichtigen Körperfunktionen. Wenn es uns gut geht, arbeiten die verschiedenen Bereiche des Nervensystems optimal zusammen, sodass die Anpassung an Umwelteinflüsse mit wenig Aufwand erfolgt. Sie können mit Ihrer Umwelt interagieren, Sie können Probleme lösen und beim Schlafen sind Sie trotzdem jederzeit aufweckbar. Schon kleinere Störungen allerdings können das Gleichgewicht der Systeme empfindlich beeinträchtigen und zu Bewusstseinstörungen führen.

Gefahren einer Bewusstseinsstörung

Vor allem in Rückenlage können folgende Notfälle eintreten:
Zurückrutschen der Zunge Bewusstlosen fehlt jegliche Muskelspannung. Die Zunge fällt zurück und verschließt die Atemwege.
Beeinträchtigung der Atmung durch Erbrochenes Auch die Speiseröhre ist ein Muskel, der jetzt nicht mehr richtig schließt, der Mageninhalt kann in Richtung Rachen fließen und die Atemwege verschließen und/oder schwere Lungenentzündungen verursachen.
Erlöschen der Schutzreflexe Der Bewusstlose kann den nach oben gelaufenen Mageninhalt oder auch Blut weder abhusten noch abschlucken.
All diese Problemfälle führen zu einer lebensbedrohlichen Beeinträchtigung der Atmung (Lebensgefahr durch Sauerstoffmangel) und können vom Ersthelfer relativ einfach beherrscht werden.
Begleitverletzungen Sie lassen sich manchmal nicht verhindern, da einige Störungen urplötzlich auftreten. Wird z.B. jemand auf der Rolltreppe bewusstlos, lässt sich der Sturz kaum verhindern. Bei uns sind die häufigsten Bewusstseinsstörungen bedingt durch Kreislaufstörungen, Verletzungen am Kopf, Schlaganfälle, Krampfanfälle, Vergiftungen und Alkoholkonsum. Aber wie schon erwähnt, ist eine Unterscheidung nicht nötig und teilweise auch nicht möglich. Bevor Sie helfen, lohnt sich aber auf jeden Fall ein aufmerksamer Blick in die Umgebung, denn einige der Ursachen könnten auch Sie gefährden.

Erkennen/Maßnahmen bei einer Bewusstseinsstörung

Das Erkennen der Störung stellt auch für den Laienhelfer kein größeres Problem dar. Es gibt zwar einige Schweregrade in Bezug auf solche Störungen, was aber in Ihrem Handeln keinen Unterschied ausmacht. Sie machen immer das gleiche, egal ob sich jemand nach einem Alkoholkonsum noch halbwegs aufwecken lässt, oder ob jemand bei einer Unterzuckerung tief komatös ist.

Gehen sie folgendermaßen beim Auffinden einer Person vor:

Ansprechen Sprechen Sie den Betroffenen laut an.

Anfassen Schütteln Sie den Betroffenen an der Schulter und reden Sie laut mit ihm. Sollte an dieser Stelle immer noch keine Reaktion erfolgen, rufen Sie laut um Hilfe.

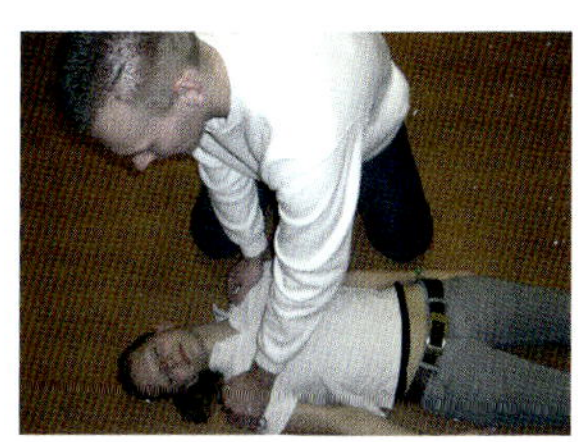

Kopf überstrecken Legen Sie den Kopf des Betroffenen in den Nacken, das befreit die Zunge und macht die Atemwege frei.

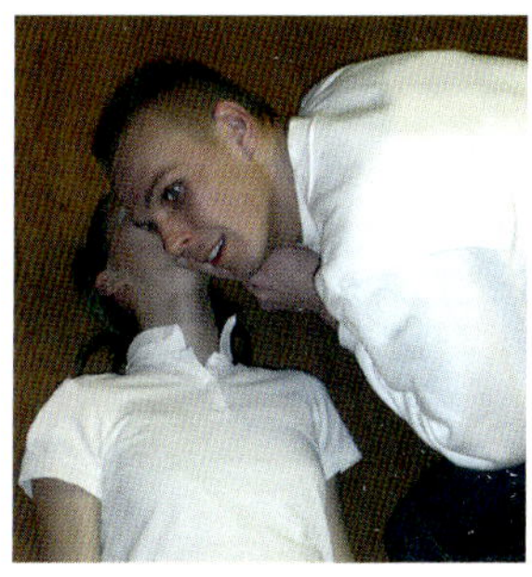

Atemkontrolle Nutzen Sie so viele Sinne wie möglich. Beugen Sie sich über den Kopf des Betroffenen mit Blickrichtung zum Brustkorb. Wenn Sie Ihre Wange dicht über die Nase und den Mund des Betroffenen halten, können Sie seine Atmung spüren. Schauen Sie dabei zum Brustkorb, ob sich Brustkorb und Bauch bei vorhandener Atmung heben und senken. Achten Sie auch auf andere Lebenszeichen (Geräusche oder Bewegungen).

➲ Atmet der Betroffene und/oder sind andere Lebenszeichen vorhanden, legen Sie den Betroffenen in die stabile Seitenlage, damit Flüssigkeiten (z. B. Blut oder Erbrochenes) aus dem Mund abfließen können. Er darf auf keinen Fall auf dem Rücken liegen, da er in dieser Lage ersticken könnte! Setzen Sie den Notruf ab und kontrollieren Sie regelmäßig die Atmung.

➲ Ist weder Atmung vorhanden oder ein anderes Lebenszeichen wahrnehmbar, müssen Sie sofort eine Herz-Lungen-Wiederbelebung einleiten. Veranlassen Sie den Notruf durch einen weiteren Helfer. Versuchen Sie sich an den Ablauf in der Reihenfolge zu halten.

Warum kein Tasten eines Pulses in diesem Ablauf?

Nicht nur der Betroffene, auch Sie werden in dieser Situation aus Ihrer gewohnten Routine gerissen. Sie werden wahrscheinlich aufgeregt und gestresst sein. Das bedeutet, Ihre Herzfrequenz hat plötzlich 150 statt 70 Schläge pro Minute und Ihr Blutdruck wird nicht mehr 120 mmHg sondern eher 180 mmHg sein und das hat Folgen. Bei solchen Blutdruckverhältnissen hat jeder Finger einen Eigenpuls. Sie können den Vorgang simulieren, indem Sie Ihre Finger fest auf eine Tischplatte drücken. Dabei werden Sie Ihren eigenen Puls in den Fingern spüren. Eine großangelegte Studie hat ergeben, dass viele Helfer in solchen Situationen ihren eigenen Puls spürten und deshalb eine Herz-Lungen-Wiederbelebung unterlassen haben.

ERSTE HILFE KOMPAKT Notfalldiagnostik

Ziel des Ersthelfers ist es, lebensbedrohliche Zustände zu erkennen, um anschließend lebensrettende Sofortmaßnahmen einzuleiten. Die Einleitung der wichtigsten Sofortmaßnahmen ist davon abhängig, ob die lebenswichtigen Funktionen Bewusstsein, Atmung und Kreislauf beim Betroffenen noch bzw. noch ausreichend vorhanden sind. Zu Beginn der Hilfeleistung müssen Sie daher das Bewusstsein und die Atmung überprüfen.

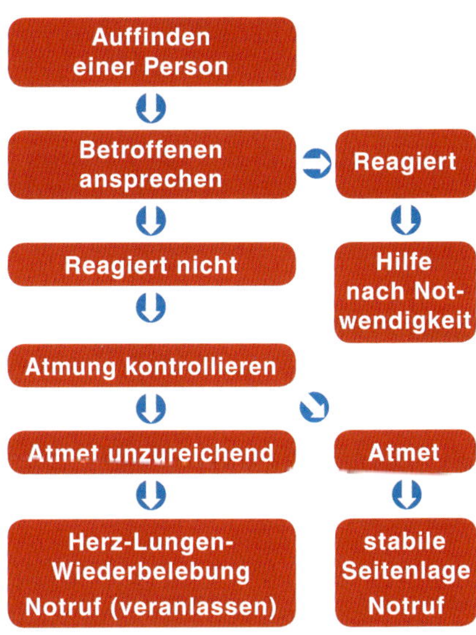

Die stabile Seitenlage

Die stabile Seitenlage hat immer dasselbe Ziel:

Der Mund soll der tiefste Punkt sein und der Kopf überstreckt!

Es gibt keine ultimative Art und Weise, wie ein Verletzter in die stabile Seitenlage zu bringen ist. Stellen Sie sicher, dass der Verletzte noch atmet und erreichen Sie das oben genannte Ziel. Wie ist unerheblich! Die nachfolgenden Abbildungen zeigen also nur eine von vielen Möglichkeiten auf. Aus der Praxis heraus ist festzustellen, dass die meisten Bewusstlosen bereits auf der Seite oder halb auf dem Bauch liegen. Sie müssen die Lage also nur optimieren, brauchen diese also meistens nicht stark verändern.

Allerdings benötigen Sie Platz dafür. Wenn nötig, müssen Sie sich diesen schaffen. Liegt ein Verletzter jedoch auf dem Rücken, sind auch Begleitverletzungen unerheblich. Das oben genannte Ziel (Leben geht vor Lähmung) muss erreicht werden.

PRAXIS + Maßnahmen des Ersthelfers

1 Knien Sie sich seitlich neben den Betroffenen. Legen Sie seinen nahen Arm mit nach oben zeigender, sichtbarer Handinnenfläche angewinkelt neben den Kopf.

2 Ergreifen Sie seine ferne Hand und kreuzen Sie den Arm vor der Brust des Betroffenen. Führen Sie dessen Handrücken an seine Wange.

3 Halten Sie seine Hand in dieser Position, fassen Sie den Ihnen fernen Oberschenkel (nicht in das Gelenk greifen!) und beugen sein Bein.

4 Drehen Sie den Betroffenen so zu sich herüber, dass der Oberschenkel des nun oberen Beines rechtwinklig zur Hüfte liegt.

5 Machen Sie die Atemwege frei, indem Sie seinen Kopf nach hinten neigen und den Mund leicht öffnen. Nutzen Sie gegebenenfalls die an der Wange ruhende Hand, um die Lagerung des Betroffenen zu stabilisieren.

Notruf/Rettungsdienst alarmieren

Wenn Sie feststellen, dass ein Betroffener bewusstlos ist, veranlassen Sie unverzüglich die Alarmierung des Rettungsdienstes. Spätestens jedoch nachdem der Betroffene in die stabile Seitenlage verbracht wurde, setzen Sie den Notruf ab.

6 Decken Sie den Betroffenen zu und kontrollieren Sie bis zum Eintreffen des Rettungsdienstes regelmäßig Bewusstsein und Atmung. Sollte der Betroffene aufwachen, muss er liegen bleiben. Wer bewusstlos war, gehört in ärztliche Behandlung. Versagt die Atmung des Bewusstlosen, drehen Sie ihn auf den Rücken und beginnen Sie mit der Herz-Lungen-Wiederbelebung.

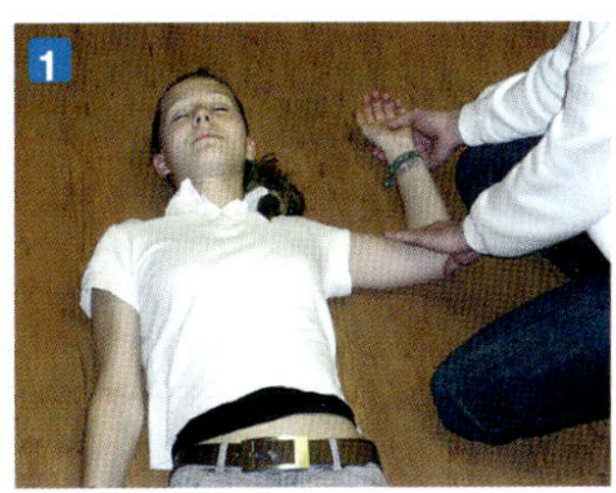
1

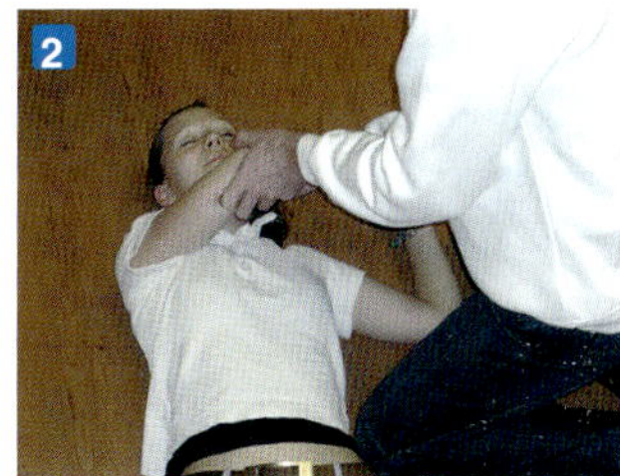
2

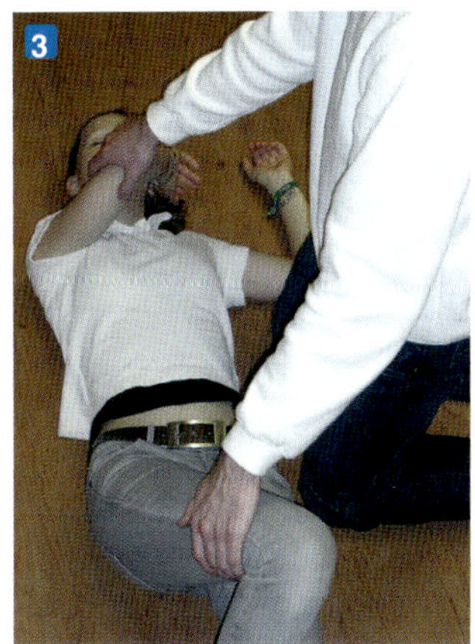
3

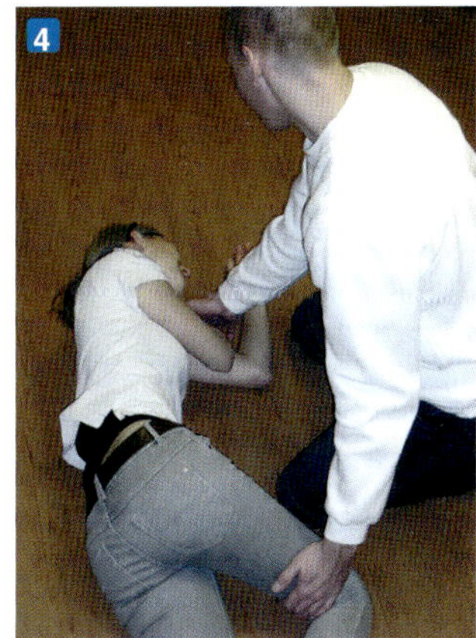
4

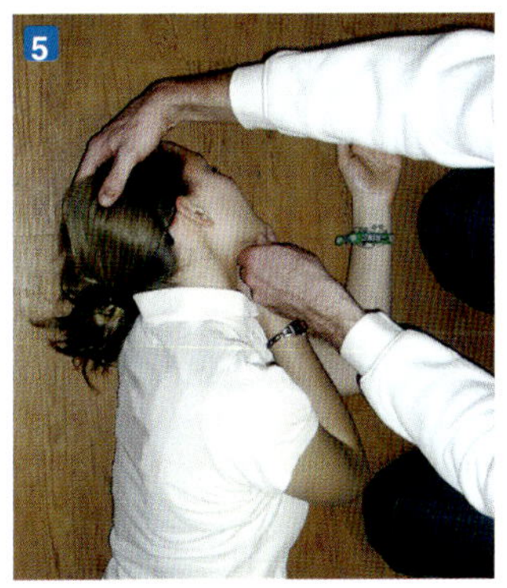
5

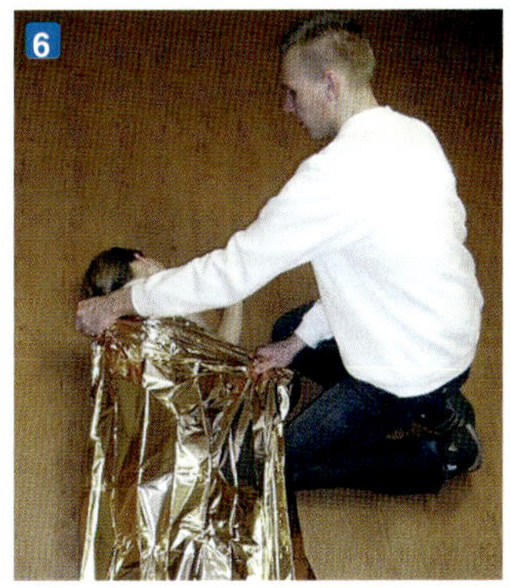
6

Abnahme des Motorradhelms

Der Helm muss beim bewusstlosen Motorradfahrer ab. Die Helmabnahme stellt eine lebensrettende Sofortmaßnahme dar, die unbedingt durchgeführt werden muss, auch wenn Sie Angst haben, dabei die Halswirbelsäule zu verletzen.

Es gibt folgende Gründe für die Helmabnahme:

- Für den Motorradfahrer gilt dasselbe wie für den Bewusstlosen, er könnte ersticken, ohne dass Sie es merken.
- Eine Kontaktaufnahme ist kaum möglich.
- Erbrechen bemerken Sie erst, wenn die Flüssigkeit hinter dem Visier hochsteigt.
- Ein Kopfüberstrecken ist durch die hintere Hartkante des Helms kaum möglich.
- Eine effektive stabile Seitenlage ist nicht erreichbar.
- Die Kontrolle der Atmung, das Freimachen der Atemwege und die Atemspende sind nicht durchführbar.

Bei der richtigen Durchführung der Helmabnahme besteht keine Gefahr der Verletzung der Halswirbelsäule. Bedenken Sie, der Rettungsdienst macht es genauso!

Es gibt nur einen Grund dem Fahrer den Helm nicht abzunehmen: Wenn er ihnen sagt, dass er das nicht möchte. Diesem Wunsch müssen Sie dann nachkommen.

Die Helmabnahme sollte möglichst von zwei Ersthelfern ausgeführt werden. Um zusätzliche Verletzungen zu vermeiden, sollten Sie den Kopf möglichst wenig bewegen und die Halswirbelsäule vorsichtig strecken.

PRAXIS + Maßnahmen des Ersthelfers

1 Sprechen Sie den Betroffenen an und prüfen Sie sein Bewusstsein. Ist er bewusstlos, sorgen Sie für eine ausreichende Stabilisierung des Kopfes. Öffnen Sie das Visier und die Kinnschale bzw. den Kinnriemen und nehmen Sie – falls vorhanden – dem Betroffenen die Brille ab.

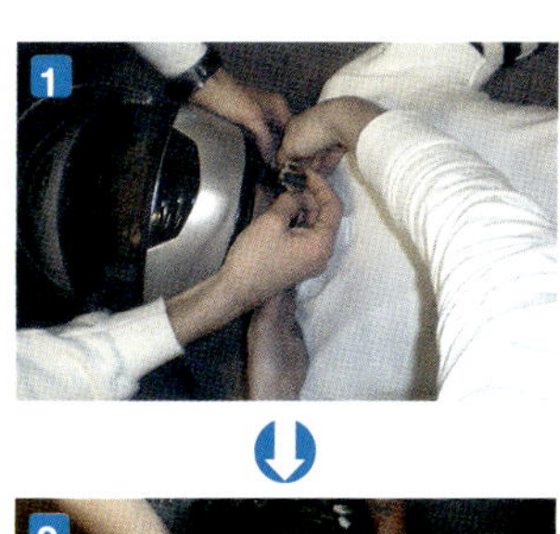

2 Ziehen Sie den Helm vorsichtig vom Kopf des Betroffenen nach oben ab. Sind zwei Ersthelfer vor Ort, stabilisiert **Helfer 1** den Kopf und die Wirbelsäule. Stützen Sie hierfür von unten den Hinterkopf mit beiden Händen ab, indem der Daumen vor dem Ohr und die restlichen Finger dahinter angelegt werden. Der Kopf darf nicht fallen gelassen oder hochgehoben werden. **Helfer 2** zieht den Helm nach oben ab. Achten Sie dabei auf die Nase des Betroffenen.

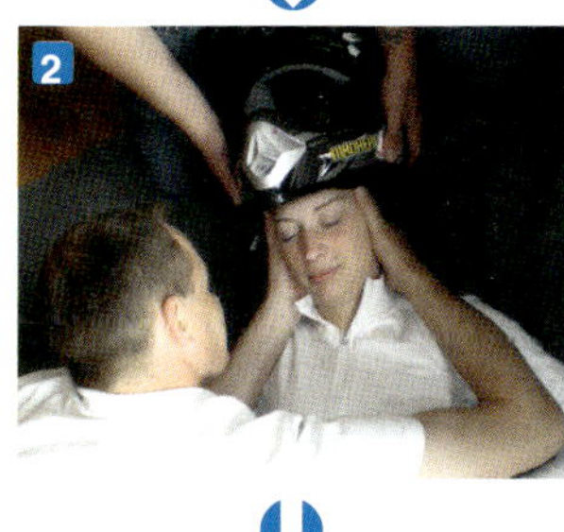

3 Wenn Sie alleine sind, müssen Sie bei der Helmabnahme den Hinterkopf des Betroffenen mit einer Hand abstützen und ihn dann vorsichtig ablegen.

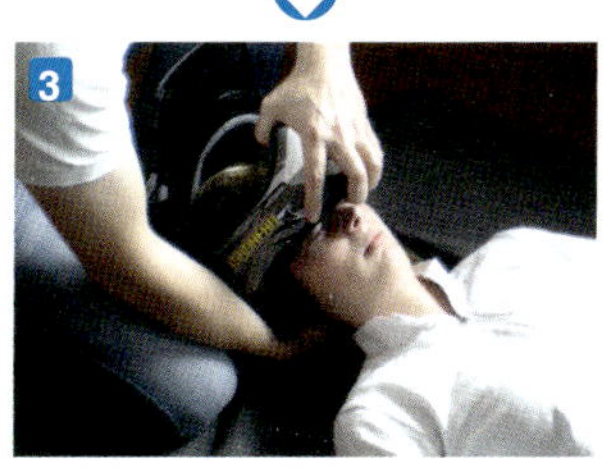

4 Nach der Helmabnahme kontrollieren Sie die Atmung. Wenn eine normale Atmung beim Betroffenen vorhanden ist, bringen

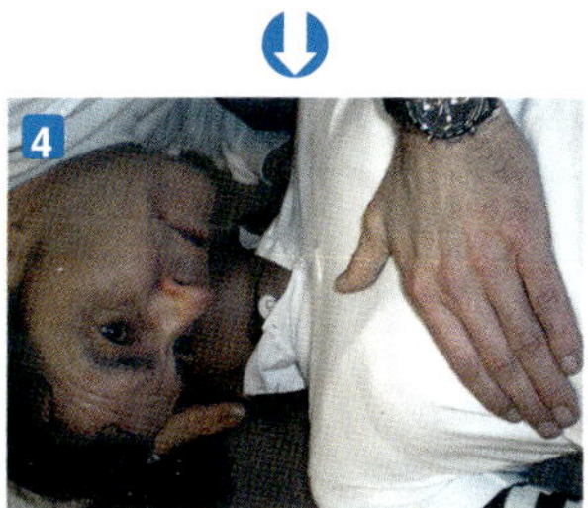

Sie ihn in die stabile Seitenlage. Achten Sie bei der Drehung des Körpers in die Seitenlage, dass Sie den Kopf stabilisiert mitführen! Atmet der Betroffene nicht oder nicht normal, müssen Sie umgehend Wiederbelebungsmaßnahmen vornehmen. Decken Sie ihn zu und kontrollieren Sie regelmäßig das Bewusstsein und die Atmung.

Atemstörungen

Sauerstoffmangel oder Kohlendioxidüberschuss?

Atmen ist wichtig, Sauerstoff ist wichtig und ebenso wichtig ist ein ungestörtes Ausatmen. Der erwachsene Mensch, je nach Konstitution, atmet etwa 12–15 mal pro Minute ein und aus, dabei werden jeweils ca. 500 ml Luft in die Lungen aufgenommen und auch wieder ausgeatmet. Neugeborene oder Säuglinge sind die Geschwindigkeitsrekordhalter, sie atmen 40–60 mal pro Minute, atmen dabei allerdings nur 30 ml Luft pro Atemzug ein.
Atemstörungen können relativ schnell zu ernsten Problemen führen und bedürfen oft der Hilfe eines Laienhelfers oder auch rettungsdienstliche oder notärztliche Betreuung. Innerhalb weniger Minuten können Erschöpfung, Bewusstlosigkeit und Atemstillstände eintreten. Wird der Zustand nicht zeitnah beendet oder die Funktion der Atmung ersetzt oder unterstützt, drohen nicht rückgängig zu machende Hirnschäden oder der Tod.

Störungen der Atmung können von vielfältiger Natur sein:
Störungen der Belüftung Der Asthmatiker z.B. hat anfallartig verengte Bronchien mit Schwellungen der Schleimhäute, was dazu führt, dass der Betroffene zwar in der Regel recht gut einatmen aber nur erschwert wieder ausatmen kann. Nehmen Sie als Beispiel einen Luftballon und betrachten Sie ihn als Lunge und den Hals des Ballons als Bronchie. Nun blasen Sie ihn auf, das entspricht dem aktiven und kraftvollen Einatmen. Jetzt lassen Sie die Luft wieder ab, das entspricht dem Ausatmen. Auch die Lun-

ge zieht sich (wie der Ballon) ohne Kraft, allein durch elastische Kräfte, wieder zusammen. Wiederholen Sie den Vorgang, drücken Sie aber diesmal beim Ablassen der Luft den Hals des Ballons zusammen, wobei jetzt ein quietschendes Geräusch entsteht. So können Sie mit dem Ballon einen Asthmaanfall simulieren.

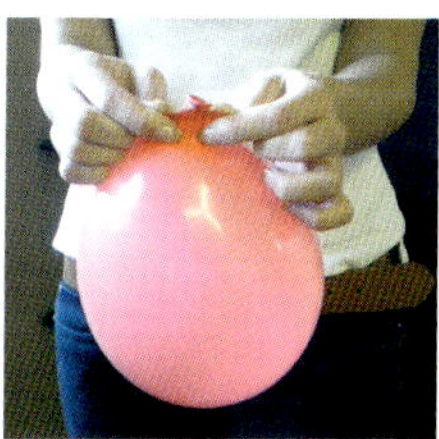

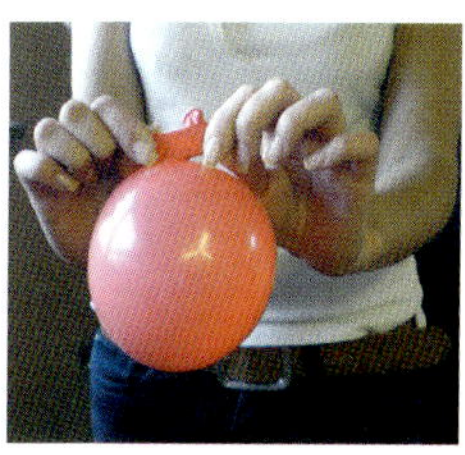

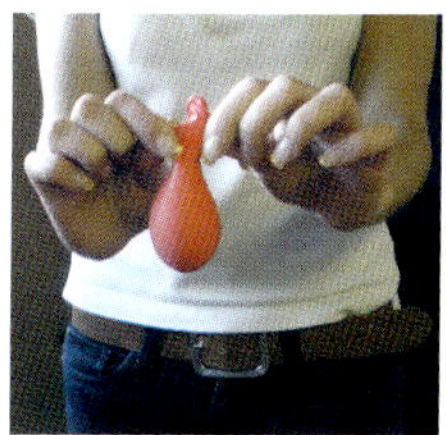

Störungen beim Gasaustausch Die Natur ist immer bestrebt Konzentrationsunterschiede von Stoffen auszugleichen, das geschieht durch Diffusion. Wenn sich in Ihren Lungenbläschen viel Sauerstoff und in Ihrem Blut zu diesem Zeitpunkt wenig Sauerstoff befindet, haben wir einen Konzentrationsunterschied. Das veranlasst den Sauerstoff durch die dünne Membran der Lungenbläschen in das Blut überzutreten, das Kohlendioxid verhält sich genauso, nur in der Gegenrichtung. Gelangt jetzt Wasser auf die dünne Membran, wird der Weg für die Gase jetzt zu lang, die Gase können nicht mehr effektiv ausgetauscht werden. Im schlimmsten Fall erstickt der Mensch. Einige Menschen haben im Alter Herzerkrankungen die zu einem Blutstau in der Lunge führen. Durch diesen Stau kann Blutplasma (Wasser) in die Lungenbläschen gedrückt werden und es entsteht Atemnot. Das ist der Grund, warum ältere Menschen häufig im Sitzen schlafen, weil sie dadurch mehr Blut in den Beinen und weniger Blut in der Lunge haben und in dieser Lage mehr und besser Luft holen können.

Störungen der Atemsteuerung Ihre Atmung wird durch das Atemzentrum gesteuert, das sich im verlängerten Mark des Gehirns in Ihrer Halswirbelsäule befindet. Nimmt man zum Beispiel mit Giften Einfluss auf diesen Teil des Gehirns kann es sein, dass Sie das Atmen vergessen. Genau das passiert demjenigen, der sich zu viel Heroin spritzt oder wenn Sie unter Vollnarkose operiert werden. Sie bekommen dann ein Schmerzmittel, dass fünfmal stärker ist als Heroin und Sie vergessen mit einem Lächeln das Atmen. Gefährlich ist das in diesem Fall nicht, da der Anästhesist für Sie das Atmen übernimmt. Auch Verletzungen (z.B. »Genickbruch«) können in diesem Bereich zu Atemstörungen führen.

Störungen der Atemmechanik Unterschiedliche Verletzungen können zu einer Störung des mechanischen Atemablaufs führen. Wird in Kapitel 4 Brustkorbverletzungen weiter ausgeführt.

Veränderungen der Atemluft Verschiedene Atemgifte können schnell und agressiv zu Störungen der Atmung führen. Wird in Kapitel 7 Vergiftungen noch ausführlich besprochen.

Maßnahmen bei allgemeinen Atemstörungen

Da die häufigsten Atemstörungen gemeinsame Symptome haben und auch ähnliche Maßnahmen erfordern, vereinfachen wir an dieser Stelle die Situation, damit Sie sich nicht vor Ort Gedanken über die Art der Störung machen müssen und welche Maßnahmen angemessen sind. Bei den meisten Störungen sind es immer die gleichen Maßnahmen. Sonderfälle stellen das Anatmen/Verschlucken von Fremdkörpern, der Insektenstich im Mund- und Rachenraum und die Hyperventilation dar. Diese Fälle werden im Anschluss gesondert behandelt.

PRAXIS Symptome erkennen und handeln

Erkennen

- In der Regel finden Sie den Betroffenen sitzend oder stehend vor.
- Atemgeräusche (denken sie an den Luftballon).
- Blaue Verfärbung der Haut.
- Beschleunigte Atmung.
- Angst/Unruhe.
- Beschleunigter Puls.

+ Maßnahmen des Ersthelfers

- ➲ Eigenschutz.
- ➲ Notruf wählen.
- ➲ Fragen Sie den Betroffenen, ob er gut Luft bekommt.
- ➲ Lassen Sie den Betroffenen in aufrechter Lage; ideal ist die »halbsitzende« Lagerung: Schräg nach hinten gelehnt.
- ➲ Wirken Sie beruhigend auf ihn ein.
- ➲ Entfernen Sie beengende Kleidung.
- ➲ Lassen Sie den Betroffenen nicht alleine.
- ➲ Sorgen Sie für Platz und Ruhe.
- ➲ Bei Atemstillstand führen Sie die Herz-Lungen-Wiederbelebung durch.

Das sind die wichtigsten Maßnahmen bis zum Eintreffen des Rettungsdienstes. Bei Asthmaanfällen kann es sogar sein, dass sich durch Ihre Betreuung und Beruhigung der Anfall spontan zurückbildet.

Sonderfall Anatmen/Verschlucken von Fremdkörpern

Sie haben sich bestimmt schon einmal beim Essen verschluckt, wobei ein kleiner Krümel versehentlich in Ihren Kehlkopf geraten ist und einen mehr oder weniger starken Hustenanfall ausgelöst hat. Ein Anwesender klopfte Ihnen auf den Rücken und schon war das Problem gelöst. Diese Situation lässt sich nicht immer so einfach beherrschen. Kinder, aber auch Erwachsene, verschlucken sich teilweise an Fremdkörpern, die groß genug sind, die Atemwege komplett zu verschließen. In der rettungsdienstlichen Tätigkeit wurden schon ganze Pflaumen, ein Stück Currywurst oder auch ein verschlucktes Gebiss aus dem Hals entfernt. Wer kleine Kinder hat und z. B. Erdnüsse unbeaufsichtigt herum stehen lässt, verhält sich grob fahrlässig. Eines ist sicher, handeln Sie nicht sofort beim Verschluss der Atemwege, droht unmittelbar der Erstickungstod.

PRAXIS Symptome erkennen und handeln

Erkennen

- Der Betroffene gerät sofort in Panik und will sich an den Hals fassen.
- Würgen, aber seltener Husten, da keine Luft mehr strömen kann.
- Der Betroffene läuft erst rot, dann blau an.
- Bewusstlosigkeit/Atemstillstand.

✚ Maßnahmen des Ersthelfers

- ➲ Sofort Notruf wählen oder wählen lassen.
- ➲ Nutzen Sie die Zeit, in der der Betroffene noch steht.
- ➲ Klopfen Sie ihm kräftig zwischen die Schulterblätter.
- ➲ Hilft das nicht, führen Sie das **Heimlich-Manöver** durch. Dazu umfassen Sie den Betroffenen mit beiden Armen von hinten, legen die Arme unter seine Rippenbögen und verschränken die Arme. Jetzt führen Sie bis zu fünfmal eine ruckartige Bewegung zu sich und leicht nach oben mit Ihren Armen durch.
- ➲ Bei Bewusstseinsstörungen oder fehlenden Lebenszeichen leiten Sie unverzüglich Wiederbelebungsmaßnahmen ein.

Das Heimlich-Manöver produziert einen gewaltigen Hustenstoß, der oft den Fremdkörper zu Tage fördert.

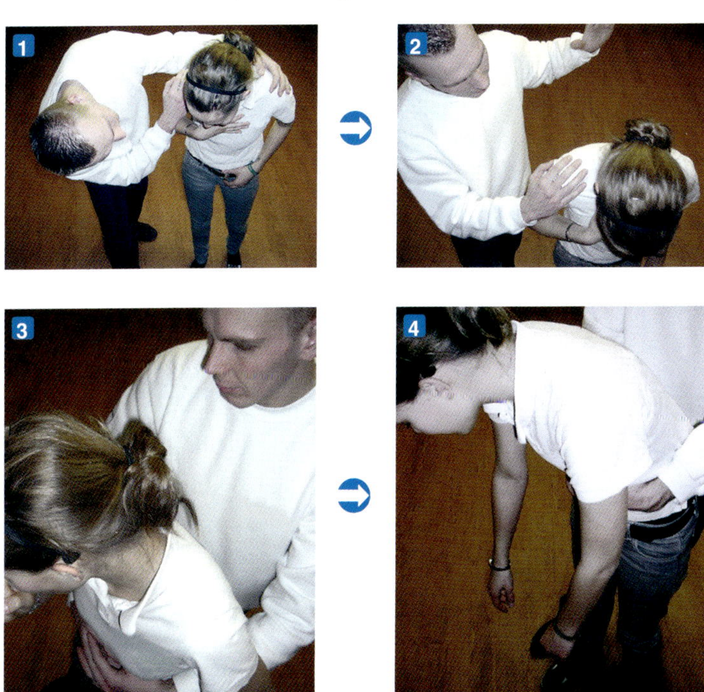

Achtung!

Auch wenn das Heimlich-Manöver erfolgreich war, muss der Rettungsdienst den Betroffenen ins Krankenhaus bringen. Es könnte sein, dass sich noch Reste in der Lunge befinden und Entzündungen auslösen. Es besteht auch die Gefahr, durch das Heimlich-Manöver innere Organe zu verletzen. Machen Sie sich aber deshalb keine Sorgen, diese Verletzungen wird der Betroffene sehr viel länger überleben als den Fremdkörper.

Sonderfall Insektenstich im Mund- und Rachenraum

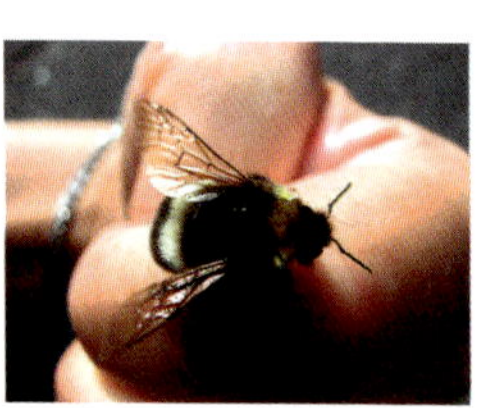

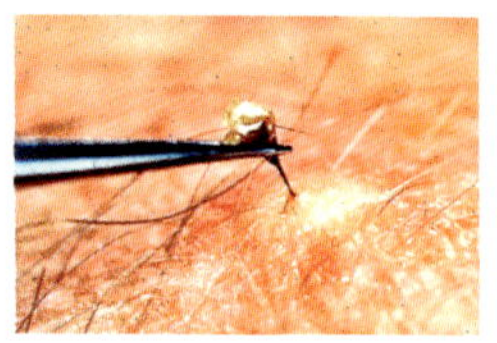

Haupttäter bei Insektenstichen sind die gemeine und die deutsche Wespe, aber auch Hornissen, Bienen und Hummeln. Wird ein solches Insekt mit einem Getränk oder fester Nahrung in den Mund genommen, kommt es in der Regel zum Wehrstich und jetzt nicht selten zu einem dramatischen Notfall. Die Schleimhäute in diesem Bereich können schnell anschwellen und die Atemwege komplett verschließen, egal ob man allergisch ist oder nicht.

PRAXIS Symptome erkennen und handeln

Erkennen

- In der Regel wird Ihnen der Verletzte sagen was passiert ist.
- Schwellungen der Zunge.
- Sichtbarer Stachelapparat oder das Insekt an sich.

+ Maßnahmen des Ersthelfers

- ➲ Zeit ist Leben, rufen Sie sofort **112.**
- ➲ Entfernen Sie ggf. den Stachel. Achten Sie darauf, dass dabei kein Erbrechen ausgelöst wird.
- ➲ Lassen Sie den Betroffenen etwas Kaltes lutschen oder trinken.
- ➲ Kühlen Sie den Nacken.
- ➲ Führen Sie gegebenenfalls eine Atemspende durch.

Sonderfall Hyperventilation

Dieses Krankheitsbild ist keine Atemstörung, sondern eher eine psychische Störung, die allerdings jedem passieren kann. Der auslösende Reiz kommt oft aus dem Alltag heraus. Große Freude, großer Stress oder Erschrecken sorgen dafür, dass sich manchmal die Atemfrequenz erhöht. Daraufhin entsteht das Gefühl, dass man schlecht Luft bekommt. Jetzt entsteht Angst und die Atmung wird weiter beschleunigt, der Betroffene hat sich in einen Kreislauf hineingeatmet, aus dem er vielleicht nicht mehr selbstständig heraus kommt. Zusätzlich entstehen durch zu viel abgeatmetes Kohlendioxid früher oder später noch Krämpfe (meist an den Händen) und auch Missempfindungen (oft an den Armen und der Zunge).

PRAXIS **Symptome erkennen und handeln**

Erkennen

- Schnelle Atmung.
- Auslösende Situation.
- Krämpfe und Kribbeln in den Händen (Pfötchenstellung).
- Unruhe, Angst.
- Keine Blaufärbung der Haut.

+ Maßnahmen des Ersthelfers

- ➲ Beruhigen Sie den Betroffenen und beenden Sie die Situation.
- ➲ Verwickeln Sie den Betroffenen in ein Gespräch.
- ➲ Versuchen Sie, dass der Betroffene in Ihrer Atemfrequenz mit atmet.
- ➲ Wählen Sie den Notruf.

Ist der Rettungsdienst eingetroffen, wird dieser in der Regel genau die Dinge, die Sie versucht haben, noch einmal durchführen und sollte das weiterhin erfolglos bleiben, den Zustand mit einem Beruhigungsmittel beenden.

Störungen des Herz-Kreislauf-Systems

Das Herz-Kreislauf-System

Neben dem zentralen Kreislauforgan, dem Herzen als Pumpe, besitzt unser Körper ca. 3500 km Gefäßsystem (Arterien, Venen, Lymphgefäße, Kapillaren) zum Stoffaustausch. Zusammen mit dem Blut als Transportmittel, haben wir eines der effizientesten Kreislaufsysteme, die die Evolution hervorgebracht hat. In vier Kammern befindet sich das Herz ziemlich genau in der Mitte des Brustkorbs und ist dabei mit der Herzspitze leicht nach links verlagert. Das Herz als Muskel betrachtet ist etwas Besonderes, da es durch ein autonomes Reizleitungssystem seinen eigenen Strom produzieren kann und uns damit ca. 60-80 Schläge pro Minute garantiert. Der Herzmuskel wird ständig über die Herzkranzgefäße mit Blut versorgt. Die Herzkranzgefäße, die von außen in den Herzmuskel ziehen, sind allerdings auch unser wundester Punkt. Bei Störungen, z.B. bei Gefäßverschlüssen, gibt es dort kein »Notfall – Back-Up-System« welches uns vor schweren Schäden oder dem Tod bewahrt.

Das Herz-Kreislauf-System

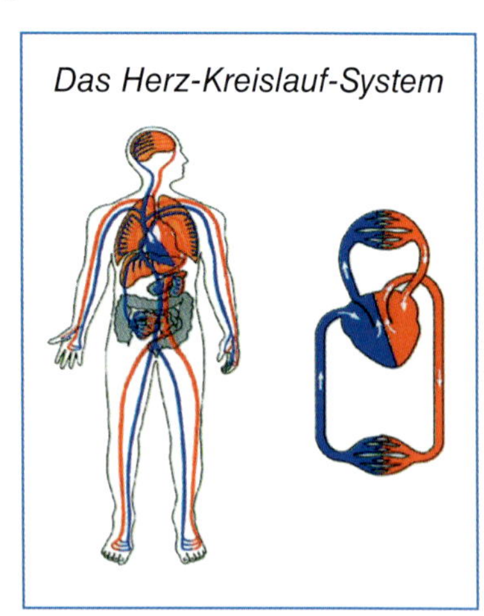

Im gesunden Zustand versorgt das Herz, zusammen mit ca. 6 Litern Blut, perfekt unseren Körper.

Durch das Herz-Kreislauf-System werden alle Organe miteinander verbunden. Es dient uns als Transportfunktion zur Versorgung der Zellen mit lebensnotwendigen Stoffen, als Temperaturregulator, zur bedarfsgerechten Verteilung des vorhandenen Blutvolumens auf die einzelnen Abschnitte des Kreislaufs, zur Vermittlung des Stoffaustausches und als Schutz- und Abwehrfunktion, u.a. zur Blutstillung und Abwehr von Krankheitserregern.

Ursachen für Störungen des Herz-Kreislauf-Systems

Störungen in diesem Bereich kommen in den unterschiedlichsten Erscheinungsbildern vor. Angefangen bei eher harmlosen Kollapsneigungen, wenn wir morgens zu schnell aus dem Bett springen, bis hin zum unmittelbar lebensbedrohlichen Kreislaufstillstand. Genau mit diesem Zustand, dem plötzlichen Herztod, beginnen wir an dieser Stelle. Es kann uns tatsächlich passieren, dass sich jemand beim Einkaufen an der Kasse plötzlich an die Brust fasst und leblos zusammen bricht. Wenn jetzt nicht unmittelbar geholfen wird, erleidet das Gehirn des Betroffenen, spätestens nach drei Minuten, irreparable Schäden.
Ursachen für solche plötzlichen Störungen sind häufig: Herzinfarkt, andere strukturelle Herzerkrankungen und Herzrhythmusstörungen. Eher selten tritt der plötzliche Herzstillstand durch Gifte, Herzmuskelentzündungen und Elektrolytstörungen ein.
Eines haben aber alle Störungen gemeinsam, der Zustand der dann eintritt ist das, was als klinischer Tod bezeichnet wird.

Was können Sie in dieser Situation tun?

Eine ganze Menge! Viele Menschen fürchten diese Situation, was schon bei den Erste Hilfe – Kursen zu beobachten ist. Eines ist aber sicher, wir haben es hier mit dem einzigen standardisierten Notfall zu tun, und wir können nur noch helfen, aber die Situation nicht mehr verschlimmern.

PRAXIS **Symptome Herz-Kreislauf-Stillstand**

- Fast sofortige tiefe Bewusstlosigkeit.
- Fehlen jeglicher Lebenszeichen.
- Atemstillstand.
- Blaugraue Haut.

Die Herz–Lungen–Wiederbelebung

Bei einem Herz-Kreislauf-Stillstand wird der Betroffene bewusstlos und die Atmung setzt aus. Durch den Atemstillstand tritt ein lebensgefährlicher Sauerstoffmangel ein. Das Ziel Ihrer Maßnahmen ist es, das Gehirn des Betroffenen überbrückend mit dem Notwendigsten zu versorgen, um schwere Hirnschäden zu verhindern.

Der eigentliche Neustart des Herzens geschieht in der Regel durch den Rettungsdienst mit Strom und Medikamenten, wobei die Wiederbelebung sehr oft erfolgreich ist. Aber meistens haben nur die Betroffenen, bei denen der Laienhelfer eine Basis-Wiederbelebung durchgeführt hat, diesen Vorfall ohne Hirnschäden überstanden.

Welche Hilfsmaßnahmen kann ich vornehmen?

Ist bei dem Betroffenen keine bzw. eine unzureichende Atmung vorhanden, müssen Sie sofort mit der Herz-Lungen-Wiederbelebung beginnen.

PRAXIS ✚ Maßnahmen des Ersthelfers

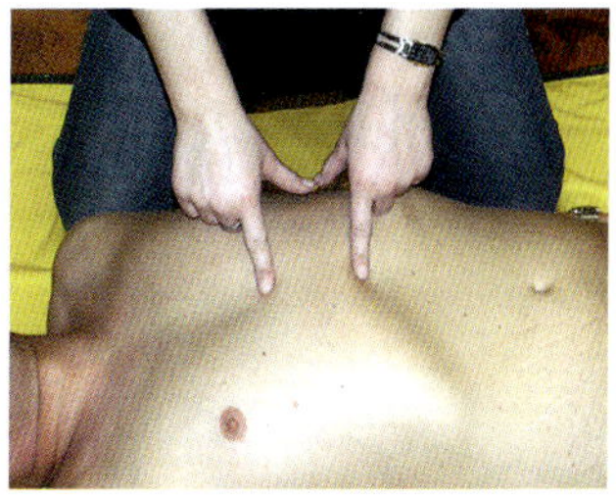

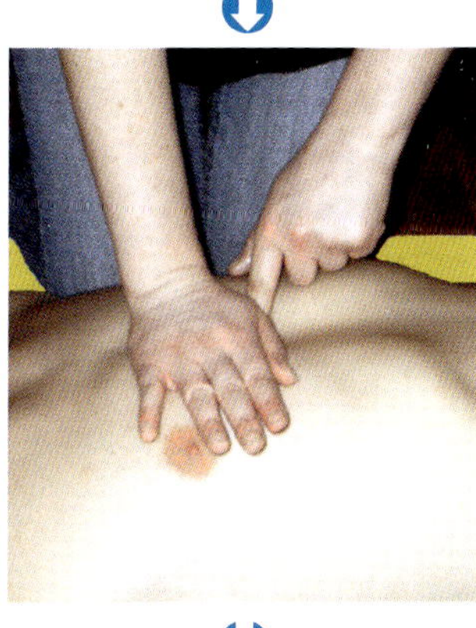

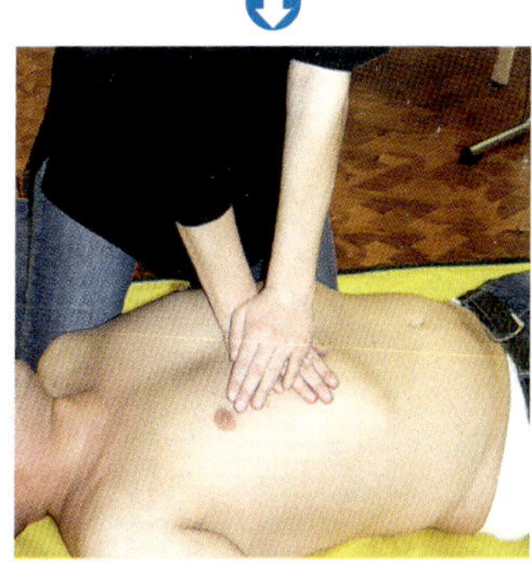

- Handeln Sie schnell und setzen Sie sofort den Notruf ab. Wenn ein weiterer Helfer vor Ort ist, lassen Sie ihn den Notruf absetzen, damit Sie gleich ohne Verzörgerung mit den Wiederbelebungsmaßnahmen beginnen können. Sollte ein Defibrillator (AED) in der Nähe sein, lassen Sie diesen sofort holen (siehe dazu Seite 49).
- Legen Sie den Betroffenen mit dem Rücken auf den Fußboden. Entkleiden Sie den Betroffenen (Oberkörper freimachen) und knien Sie sich neben ihn hin.
- Suchen Sie den richtigen Druckpunkt für die Herzdruckmassage (unteres Drittel des Brustbeins).
- Setzen Sie einen Handballen auf die untere Hälfte des Brustbeins und den Handballen der zweiten Hand oben auf den Handrücken der ersten Hand. Strecken Sie ihre Arme durch und achten Sie darauf, dass der Druck auf dem Brustbein ausgeübt wird.
- Führen Sie nun 30 Herzdruckmassagen durch, indem Sie

kräftig (etwa 5–6 cm tief) auf das Brustbein in einer Frequenz von ca. 100–120 Kompressionen pro Minute drücken. Entlasten Sie den Brustkorb nach jeder Kompression komplett.

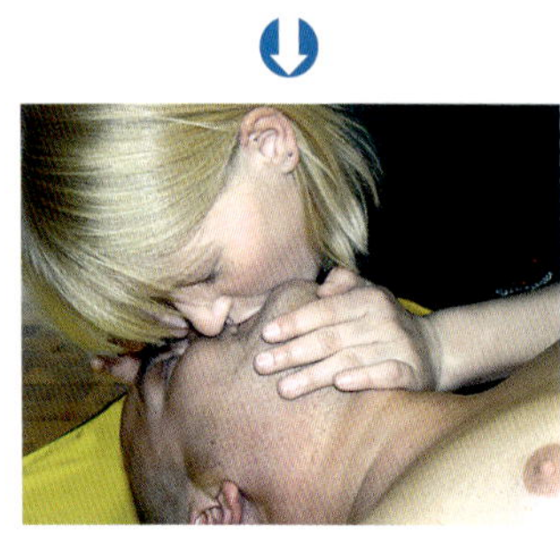

- Öffnen Sie jetzt die Atemwege des Betroffenen durch Überstrecken des Kopfes (heben Sie das Kinn an und neigen Sie den Kopf nach hinten).
- Setzen Sie Ihren Mund auf den Mund oder die Nase des Betroffenen und halten Sie das jeweils andere Ende zu (also Nase oder Mund).
- Atmen Sie nun zweimal in den Betroffenen aus, nicht hastig, sondern in aller Ruhe. Sofern vorhanden, können Sie auch einen speziellen Beatmungsschutz für die Atemspende benutzen. Achten Sie bei der Beatmung darauf, dass sich der Brustkorb sichtbar hebt und senkt.
- Führen Sie anschließend wieder 30 Herzdruckmassagen durch. Setzen Sie diese Maßnahmen im Verhältnis 30 Herzdruckmassagen zu 2 Beatmungen fort, bis der Rettungsdienst eintrifft.

Das wird Ihnen passieren!

In über 60% der Fälle führt eine Herzdruckmassage zu Verletzungen am Brustkorb, meist sind es aber Knorpelabrisse am Brustbein die schon beim Lebenden eher unkompliziert sind. Viele Menschen behaupten, dass man dabei Rippen brechen kann, die dann nach innen spießen und die inneren Organe verletzen. Aber machen Sie sich keine Sorgen, wenn Sie von oben auf eine Spange drücken, wird diese immer nach außen brechen.

Das kann Ihnen passieren!

Wenn Sie den Betroffenen beatmen, dann tun Sie es langsam,

denn zu hoher Druck kann den Magen überblähen und hat Erbrechen zur Folge.

Wichtig!

- Sollten Sie aus irgendeinem Grund nicht beatmen können oder wollen, dann führen Sie aber auf jeden Fall die Herzdruckmassage durch, diese aber ohne Pausen.
- Versuchen Sie jemanden zu motivieren Sie alle zwei Minuten abzulösen, da die Herzdruckmassage sehr anstrengend ist.
- Sollten Sie zu zweit sein, niemals gleichzeitig beatmen und die Herzdruckmassage durchführen, immer nur im Wechsel.

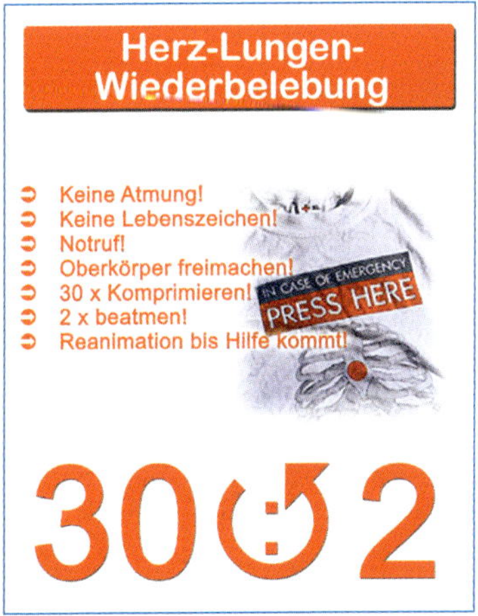

ERSTE HILFE KOMPAKT

Beginnen Sie als Ersthelfer sofort mit der Herz-Lungen-Wiederbelebung, wenn Sie keine Atmung / eine unzureichende Atmung oder keine anderen Lebenszeichen beim Betroffenen feststellen können. Es bleiben Ihnen vielleicht nur Sekunden für eine erfolgreiche Wiederbelebung. Ist ein Defibrillator vor Ort, benutzen Sie ihn umgehend.

Wiederbelebungsmaßnahmen bei Kindern

- Kinder werden vom Prinzip her genauso wiederbelebt wie Erwachsene, also 30 Herzdruckmassagen und 2 Beatmungen.
- Aber da bei Kindern meist die Atmung schuld an dem Zustand hat, beginnen Sie immer mit 5 Vorbeatmungen.
- Bei Kindern wird mit den Fingern gedrückt, nehmen sie pro Lebensjahr einen dazu.

- Der Druckpunkt ist genau zwischen den Brustwarzen.
- Wenn sie gefährdete Kinder in Ihrem Umfeld haben, besuchen Sie in jedem Fall einen Erste Hilfe-Lehrgang am Kind.

Defibrillation

Der Herz-Kreislauf-Stillstand wird oft durch ein Kammerflimmern bzw. Kammerflattern (Störung der Erregungsbildung und -leitung) ausgelöst, bei denen die Herzmuskelzellen nicht mehr koordiniert arbeiten und das Herz kein Blut mehr pumpen kann. Defibrillatoren (Elektroschockgeräte) sind lebensrettende Geräte, die in der Lage sind gefährliche Rhythmusstörungen sofort zu beenden. In der ersten Minute angewendet kann die Überlebenswahrscheinlichkeit 95 % betragen. Nur durch die Gabe von Elektroschocks (Defibrillationen) kann das Herzkammerflimmern bzw. -flattern beendet werden. Jetzt kann es tatsächlich sein, dass der Betroffene wieder einen Spontankreislauf bekommt und vielleicht sogar erwacht. In Deutschland wird der Stromstoß in der Regel durch den Rettungsdienst ausgelöst. Das passiert aber erst nach dem Eintreffen, also meist nach der 7. Minute, dann beträgt die Rettungschance aber nur noch 30 %. Der Laie muss es also machen, und das ist gefahrlos möglich, da die Geräte automatisiert sind (Automatische Externe Defibrillatoren kurz AED) und Ihnen die Entscheidungen abnehmen. Wenn Sie wissen wo einer hängt, schaffen Sie ihn sofort herbei und benutzen Sie ihn. Achten Sie auf das nebenstehende Symbol, dort finden Sie ein solches Gerät.

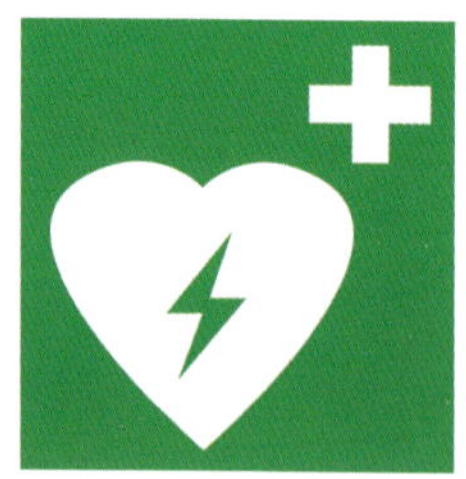

Das AED-Gerät führt eine automatische Analyse des Herzrhyth-musses durch und gibt dem Ersthelfer sprachgesteuert weitere Anweisungen.

PRAXIS + Maßnahmen des Ersthelfers

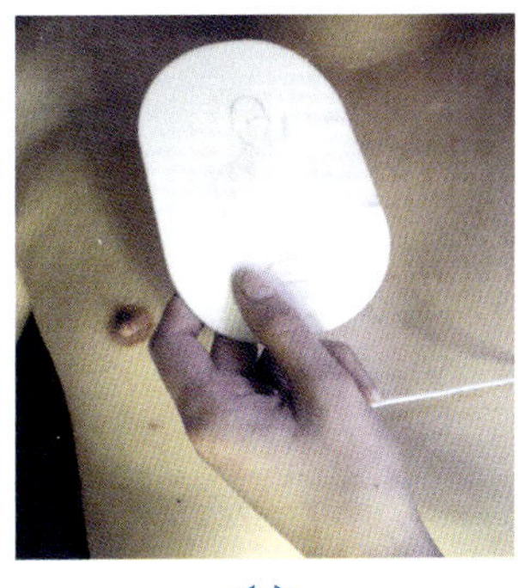

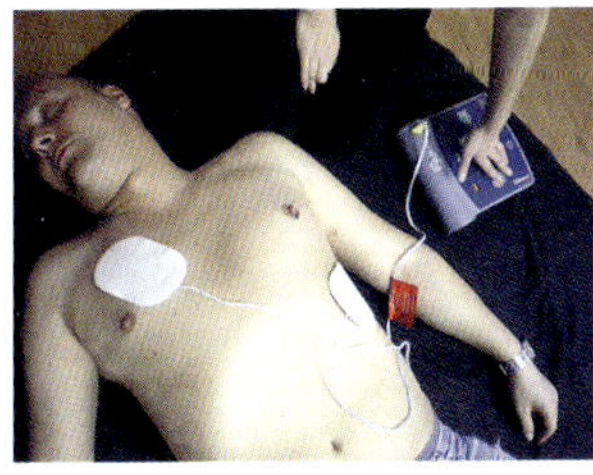

- Schalten Sie das AED-Gerät ein und schließen Sie die Elektrodenkabel an.
- Entkleiden Sie den Oberkörper des Betroffenen und packen Sie die Elektroden aus. Kleben Sie dann die Elektroden auf den angegebenen Positionen auf den Brustkorb auf.
- Der Defibrillator analysiert anschließend den Herzrhythmus. Hierbei – sowie bei der Auslösung des Elektroschocks – darf der Betroffene nicht berührt werden. Liegt ein Herzkammerflimmern vor, lösen Sie durch Knopfdruck eine Defibrillation aus. Anschließend wird die Herz-Lungen-Wiederbelebung fortgesetzt. Folgen Sie den Anweisungen des AED-Gerätes, es sagt Ihnen, wann Sie Herzdruckmassagen und Atemspenden durchführen sollen und wann Sie einen Elektroschock auslösen müssen. Führen Sie diese Maßnahmen fort, bis der Rettungsdienst den Betroffenen übernimmt.

Wann dürfen Sie die Wiederbelebung beenden?

- Wenn der Rettungsdienst, der Notarzt, irgendein Arzt oder andere Helfer übernommen haben.
- Wenn eine normale Atmung einsetzt oder andere Lebenszeichen sich bemerkbar machen.
- Wenn Sie erschöpft sind, aber bitte motivieren Sie andere.

Haben Sie Erfolg, insbesondere mit einem AED-Gerät ist das der Fall, dann bringen Sie den Betroffenen in die stabile Seitenlage und haben Sie ein wachsames Auge auf ihn.

Wann müssen Sie mit der Ersten Hilfe gar nicht erst anfangen?

Es gibt Situationen in denen Personen mit Anzeichen für einen bio-logischen Tod aufgefunden werden, diesen Zustand können Sie nicht rückgängig machen.
Rufen Sie in einem solchen Fall den Rettungsdienst und die Polizei und sehen Sie von allen Maßnahmen ab, vor allem sollten Sie nichts an der Auffindesituation verändern. Sollte Sie die Situation sehr belasten, dann wenden Sie sich an das Rettungsteam, die werden sich um Sie kümmern und ggf. professionelle Hilfe herbeiholen.

Der Schock

Der Schock ist ein lebensbedrohlicher Symptomkomplex, der unbehandelt tödlich enden oder schwere bleibende Schäden verursachen kann. Bei einem Schock besteht ein Missverhältnis zwischen dem tatsächlichen und dem benötigten Sauerstoff im Körper, da ein Missverhältnis zwischen dem erforderlichen Blutvolumen zur ausreichenden Durchblutung aller Organe und dem im Kreislauf zirkulierenden Blutvolumen vorliegt. Eines ist aber fast immer gleich, der Verlauf.
Je nach auslösendem Ereignis, z. B. einer Blutung, fängt der Körper an sich gegen den Zustand zu wehren, er verschließt alle unwichtigen Gefäße und schiebt somit das Blut in Richtung der lebensnotwendigen Organe. Durch diese Regulation entstehen die ersten Schocksymptome. Bleibt die Ursache bestehen, fängt der Körper jetzt an sich selbst Schaden zuzufügen. In den verschlossenen Gefäßen entgleist der Stoffwechsel, weil in diesem Bereich nicht mehr genug Sauerstoff ankommt. Die dabei anfallenden »Gifte« (z. B. Milchsäure) sorgen jetzt dafür, dass sich die

Gefäße schlagartig erweitern, der Blutdruck sinkt weiter ab und das Blut fließt immer langsamer. Langsam fließendes Blut fängt an zu gerinnen, wodurch Blutgerinnsel entstehen. Die entstandenen Blutgerinnsel verschließen nach und nach die Gefäße, was zu einem mehrfachen Organversagen führen kann.
Wenn nicht rechtzeitig Hilfsmaßnahmen gegen die Störung des Kreislaufsystems durchgeführt werden, tritt der Zusammenbruch des Kreislaufsystems ein. Je nach Schockart kann innerhalb von zehn Minuten der Tod eintreten.

MERKE!

Je frühzeitiger der Schockzustand unterbrochen wird, desto höher ist die Chance, dass der Betroffene das Ereignis folgenlos überlebt, und Sie können bereits damit anfangen!

Welche Ursachen führen zu einem Schock?

Es gibt unterschiedliche Ursachen, die zu einer Störung des Kreislaufsystems führen und einen Schock auslösen:

Größere Blut- oder Flüssigkeitsverluste Blutungen, aber auch Verbrennungen, Durchfälle, starkes Schwitzen oder eine unzureichende Flüssigkeitszufuhr, verringern die Blutmenge und können so einen Schock auslösen.

Erschrecken, Angst, Schmerz Diese Zustände können die Blutgefäße erweitern und so zu Verteilungsstörungen führen und einen Schock auslösen. Allerdings reichen hier in der Regel die körpereigenen Schutzmechanismen aus, um den Zustand weitestgehend zu limitieren.

Allergien Wespenstiche oder auch Nahrungsmittel können einen allergischen Schock auslösen. Im Prinzip führt eine Überreaktion des Immunsystems zu einer Weitstellung der Gefäße und damit zu einer lebensbedrohlichen Verteilungsstörung. Aber damit nicht genug, meist führt die Immunreaktion auch zu einer Engstellung der Atemwege und damit zusätzlich zu einer handfesten Atemnot. Der Stich der Honigbiene führt über den allergischen Schock zu mehr Todesfällen als durch jedes andere Gifttier. Wir begegnen hier der aggressivsten Schockform überhaupt.

Verminderung der Herzleistung Durch Herzmuskelschwäche (Herzinfarkte, Entzündungen), Herzrhythmusstörungen oder Herzklappenfehler kann es zu einem kritischen Abfall der Herzpumpleistung kommen, wodurch ein kardiogener Schock entstehen kann.

In der Notfallmedizin werden noch weitere Schockformen unterschieden, die Ihnen aber nur sehr selten begegnen werden.

Maßnahmen bei einem Schock

Wie erkennen Sie einen Schock und wie können Sie helfen?

Denken Sie daran, dass sich der Betroffene in Lebensgefahr befindet, auch wenn Ihnen die Anzeichen des Schocks nicht so bedrohlich vorkommen. Der Betroffene braucht dringend Erste Hilfe, damit der Schockzustand unterbrochen wird!

PRAXIS Symptome erkennen und handeln

Erkennen

- Blässe.
- Kalter klebriger Schweiß.
- Übelkeit.
- Schneller, kaum tastbarer Puls.
- Unruhe, Verwirrung, Angst.
- Später Bewusstseinsstörungen bis hin zum Koma.

Achtung! Ein Betroffener im allergischen Schock kann auch stark gerötetete Haut mit Schwellungen haben!

+ Maßnahmen des Ersthelfers

- ➲ Alarmieren Sie den Rettungsdienst.
- ➲ Versuchen Sie die Ursache zu beseitigen, also stillen Sie die Blutungen oder entfernen Sie den Bienenstachel.
- ➲ Lassen Sie den Betroffenen nicht alleine, instinktiv weiß dieser, dass er schwer krank ist und will nicht alleine sein.
- ➲ Betroffenen warm halten, benutzen Sie die Rettungsdecke.
- ➲ Lagern Sie den Betroffenen flach und legen Sie die Beine leicht hoch (Kreislauf unterstützende Schocklage), um das Blut aus den Beinen in den Blutkreislauf zurückzuführen. Die Versorgung der lebenswichtigen Organe wird dadurch verbessert.
- ➲ Ständige Kontrolle lebenswichtiger Funktionen (Bewusstsein, Atmung und Kreislauf).

Vorsicht! Wenn jemand Brustschmerzen oder Atemnot hat (kardiogener Schock, Schädigung des Herzmuskels), legen Sie niemals seine Beine hoch, es droht Lebensgefahr! Lagern Sie den Betroffenen mit erhöhtem Oberkörper in einer atemerleichternden Sitzhaltung und geben Sie ihm nichts zu trinken.

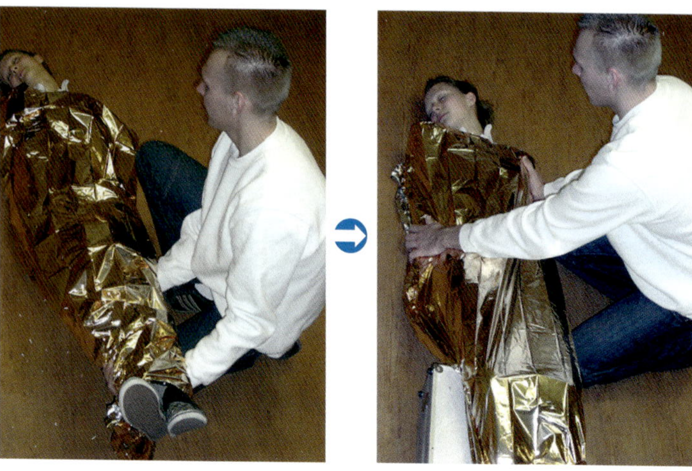

Die Schocklage

Lagern Sie die Beine des Betroffenen über Herzhöhe (ca. 20–30 cm erhöht) z.B. auf einem Koffer, einer Tasche oder einem Stuhl.

Bedrohliche Blutungen und Wunden

In der Regel hat der Mensch ca. 7–8 % seines Körpergewichtes an Blut, also ein 100 kg schwerer Mann ca. 7–8 Liter. Das ist der Grund, warum ein Mensch unter 50 kg in der Regel nicht Blut spenden darf, weil die Blutmenge dem Körpergewicht angepasst ist. Männer haben im Durchschnitt etwas mehr Blut als Frauen und deshalb auch seltener kalte Füße.

Was bewirkt unser Blut?

Es transportiert:

- Sauerstoff und Kohlendioxid.
- Nährstoffe, Vitamine, Mineralien, Spurenelemente.
- Enzyme, Hormone.
- Wärme.

Es garantiert uns:

- einen schnellen Wundverschluss und
- eine kompetente Immunabwehr.

Infektionsgefahren

Viele Menschen haben Angst und ekeln sich vor fremdem Blut. Die Gründe für die Angst vor Fremdblut sind hauptsächlich die Infektionsgefahren vor AIDS und Hepatitis, die vom Blut übertragen werden können. Sie sollten deshalb bei der Wundbehandlung auf jeden Fall Einmalhandschuhe anziehen, um sich vor einer möglichen Infektion zu schützen

HIV/Aids Diese seit den 1980er Jahren bekannte virale Erkrankung attackiert das Immunsystem und sorgt dafür, dass die Infektabwehr komplett versagt und der Organismus durch alltägliche, an sich harmlose Infektionen, zusammenbricht. Übertragen wird die Krankheit durch Blutkontakte und Geschlechtsverkehr. Die

Übertragung durch Blut setzt allerdings in der Regel eine Wunde voraus. Sie haben zwar fast immer kleinere Wunden um die Fingernägel herum, die es dem Virus ermöglichen eine Infektion auszulösen. Nun ist es aber so, dass HIV, auch wenn durch den Virus eine weltweite Pandemie ausgelöst wurde, eher eine schwer übertragbare Krankheit ist. Beim Geschlechtsverkehr beträgt die Ansteckungswahrscheinlichkeit etwa 0,1 %, bei einem reinen Blutkontakt mit der Hand oder den Fingern beträgt sie gegen 0 %!

Hepatitis B/C Die Virushepatitis ist eine Krankheit, die beim Menschen eine Leberentzündung auslöst. Die Übertragung geschieht in diesem Fall durch Blut- oder Sexualkontakte. Allerdings ist die Hepatitis etwa 1000-mal ansteckender als HIV. Es besteht also hier tatsächlich eine reale Gefahr sich über flüchtige Blutkontakte anzustecken. Aber die Folgen sind andere! HIV endet bis heute zu 100 % tödlich, die Hepatitis wird zu 90 % folgenlos überlebt, stellt aber trotzdem ein schweres Krankheitsbild dar. Insgesamt aber ist die Hepatitis eine eher seltene Erkrankung (insbesondere Hepatitis C).

Grundsätzlich sollten Sie die Einmalhandschuhe tragen, auch noch aus anderen Gründen, als den oben genannten. Ihre gesamte Haut ist mit Bakterien bewohnt, und das ist gut so. Diese Keime steuern zum Säureschutzmantel der Haut bei und schützen damit vor Pilzinfektionen. Auch Fäkalkeime tummeln sich manchmal auf der Haut. Halten Sie mal zum Test ein Stück Toilettenpapier gegen das Licht. Überall wo das Licht durch kann, können auch Bakterien durch. Bakterien können schwerwiegende Wundinfektionen verursachen, vor allem, da der Betroffene verletzt und somit nur eingeschränkt immunkompetent ist.
Haben Sie Respekt vor Blut, aber bitte keine Angst. Viele Menschen fahren mit dem Bus und machen sich keine Gedanken über die niesende Person hinter sich, die die Grippe (Influenza) an den halben Bus verteilt.

Innere und äußere bedrohliche Blutungen

Blutungen entstehen durch mehr oder weniger starke Einwirkung auf die Haut oder die darunter liegenden Weichteile, Knochen und Organe. Eine Blutung mit 500 ml Blutverlust kann bereits die ersten Symptome eines Schocks verursachen, bei einem Liter oder mehr droht der bereits beschriebene Schockzustand. Es obliegt Ihnen, als erste Person vor Ort, eine Blutung so schnell wie möglich zu stoppen, dann kann der Schock vielleicht abgewendet werden. Allerdings gibt es Blutungen, die Sie nur mutmaßen, aber gegen die Sie nicht viel ausrichten können. Die Rede ist hier von inneren Blutungen.

Was blutet viel und unbemerkt im Inneren?

Hier einige Beispiele:

- **Die Leber** Unter dem rechten Rippenbogen ist sie zwar recht gut geschützt, aber doch gefährdet.
- **Die großen Gefäße** Die Hauptschlagader, das ist die maximale Blutungskatastrophe, der Super-GAU sozusagen.
- **Die Milz** Unter dem linken Rippenbogen liegend ist die Milz einerseits ein Immunorgan und andererseits baut sie überalterte rote Blutkörperchen ab. Entsprechend gut ist sie durchblutet.
- **Die Knochen** Die meisten Menschen halten Knochenbrüche für schmerzhaft und maximal lästig, aber Knochen können bluten. Vor allem die Röhrenknochen und platte Knochen besitzen rotes Knochenmark, das ist das Gewebe der Blutzellbildung. Entsprechend starke Blutungen können auftreten.

Ein paar Zahlen (Blutverlust in ml):

- Unterarm bis zu 400 ml
- Oberarm bis zu 800 ml
- Unterschenkel bis zu 1000 ml
- Oberschenkel bis zu 2000 ml
- Becken bis zu 5000 ml

Viele unterschätzen diese Tatsache und legen einen Menschen mit einem Unterschenkelbruch auf die Rückbank ihres PKWs und fahren ihn ins Krankenhaus. Durch den unsachgemäßen Transport kann sich unbemerkt ein Schock entwickeln und den Betroffenen gefährden. Rufen Sie einen Rettungswagen, der hat Schmerzmittel und Schienungsmaterial dabei, um den Bruch richtig zu lagern und das Rettungspersonal hat auch noch die Kreislaufsituation im Blick.

Äußere bedrohliche Blutungen

Eine bedrohliche äußere Blutung zu erkennen ist nicht weiter schwer, es blutet sichtbar aus einer offenen Wunde. Den etwaigen Blutverlust abzuschätzen ist dafür umso schwieriger, da die Blutmenge am Boden fast immer bedrohlicher aussieht, als sie eigentlich ist. Das ist aber völlig unerheblich, da niemand darauf warten sollte, dass eine Blutung von alleine aufhört. Bei den Blutungsquellen kann man so gut wie immer drei Qualitäten unterscheiden:

- **Blutungen aus Haargefäßen (Kapillaren)**, sie bluten sickernd und hören in der Regel von selbst auf. Kapillarblutungen haben nur einen geringen Blutverlust.
- **Blutungen aus Venen** (führen zum Herzen zurück) können stark fließend bluten und einen Druckverband erforderlich machen.
- **Blutungen aus Arterien** (führen vom Herzen weg). Da das Ihre Schlagadern sind, werden diese spritzend im Takt des Pulses bluten und machen in jedem Fall ein Eingreifen in Form eines Druckverbandes oder einer Kompression erforderlich.

Blutungen am Kopf

Vielleicht hatten Sie schon mal eine Platzwunde am Kopf. In der Regel ist der Blutverlust überschaubar, es sind aber auch spritzende Blutungen möglich. Versuchen Sie einen Druckverband anzulegen, oder wenn der aus unterschiedlichen Gründen nicht hält, drücken Sie mit einem Verbandtuch auf die Blutung bis sie gestillt ist.

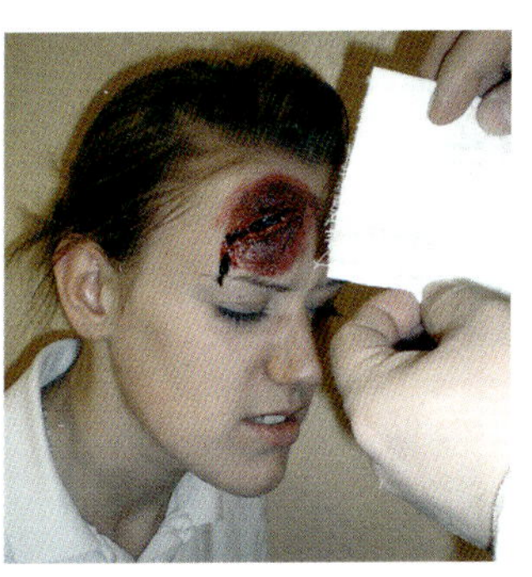

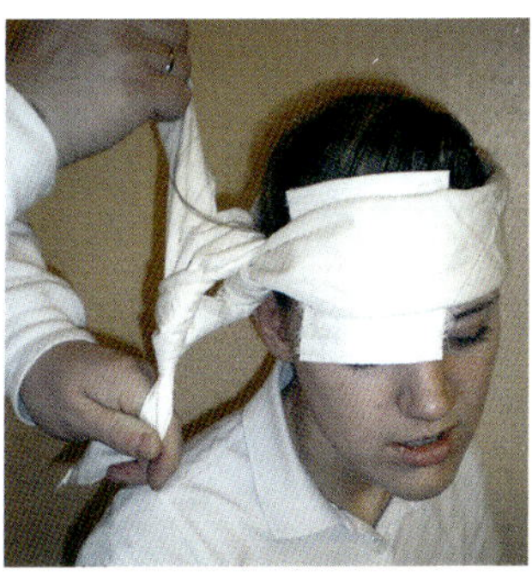

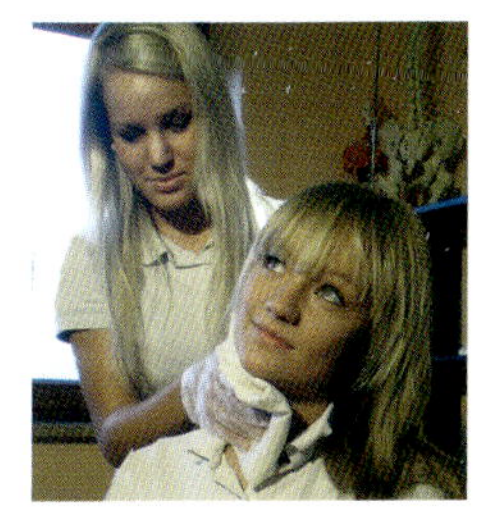

Blutungen am Hals

Diese Blutungen, egal ob aus der Vene oder aus der Schlagader, können sehr schnell lebensbedrohlich werden. Drücken Sie sofort mit einem Verbandtuch, oder was Sie an Verbandmaterial gerade finden können, von der Seite auf die Wunde und lassen Sie nicht mehr los.

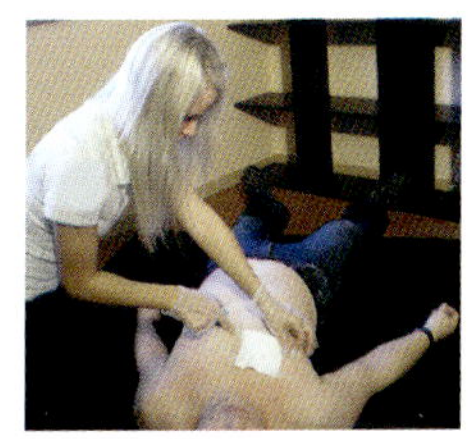

Blutungen am Brustkorb

Legen oder kleben Sie eine sterile Kompresse auf die Wunde. Auf keinen Fall luftdicht verkleben, auch wenn es weiter zischt, das könnte schwerwiegende Folgen für den Betroffenen haben.

Blutungen am Bauch

Verfahren Sie hier wie bei der Brustkorbblutung und legen Sie etwas Steriles auf die Wunde. Aufgrund des großen Platzangebotes können Sie an den jeweiligen Blutungen auch mit Druck nicht

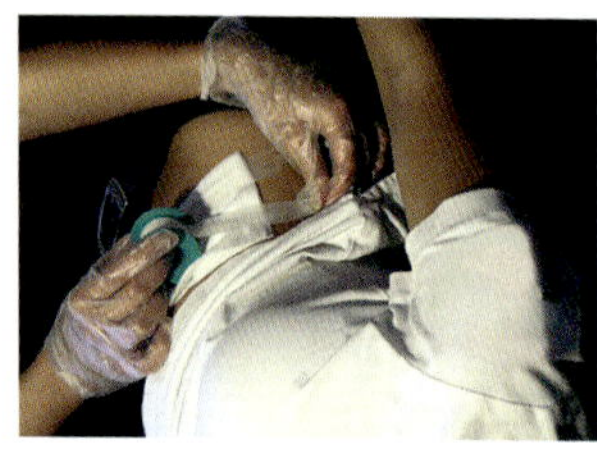

viel ändern. Schieben Sie keine Organe zurück, das muss durch den Chirurgen erfolgen.

Blutungen in der Leiste

Hier zählt, wie am Hals, Geschwindigkeit. Komprimieren Sie sofort die Wunde mit einem Verbandtuch.

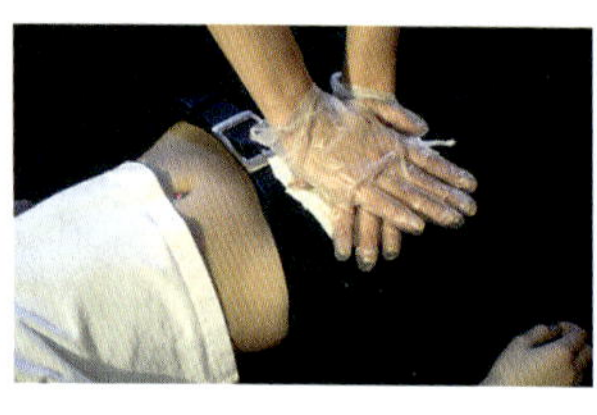

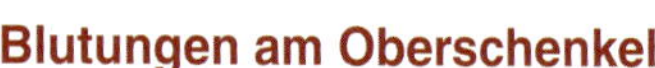

Blutungen am Oberschenkel

Die Oberschenkel können stark und unkontrollierbar bluten. Ein Druckverband ist zwecklos, da einfach zu viel Platz im Gewebe ist. Das können Sie tun: binden Sie großflächig oberhalb der Wunde die Blutung ab. Betrachten Sie das Abbinden als die letzte Möglichkeit.

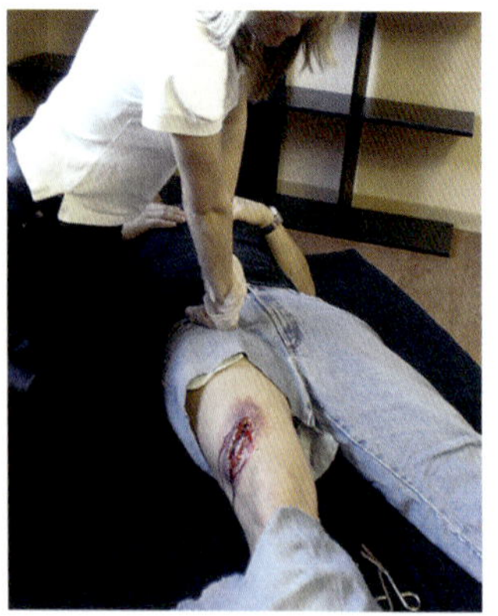

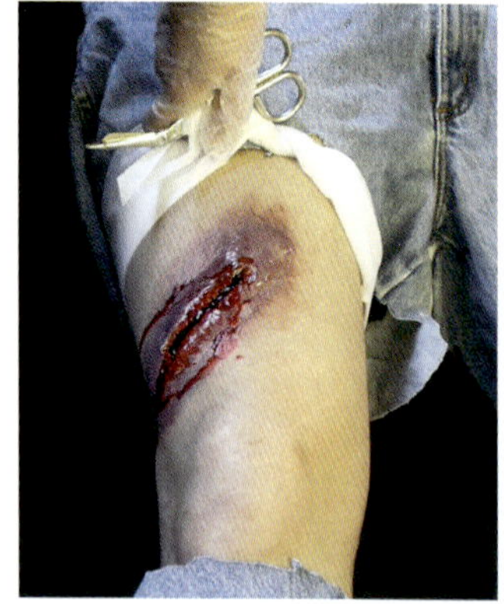

Blutungen an den Armen oder Unterschenkeln

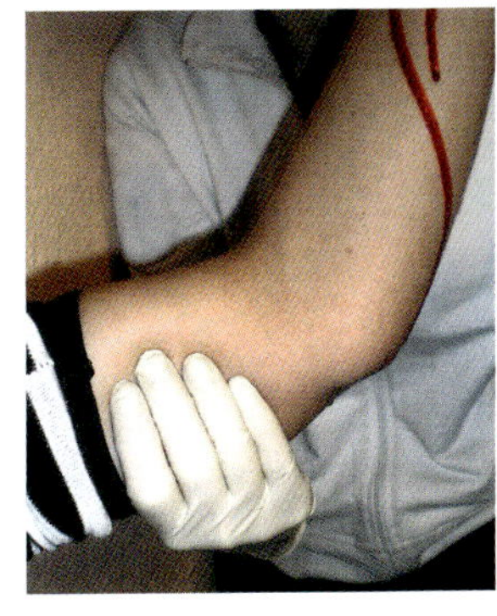

Diese Blutungen sind häufig leicht zu stoppen. Lagern Sie die betroffene Extremität hoch und legen Sie einen Druckverband an.

➲ Nehmen Sie zwei Verbandpäckchen und legen Sie dem Betroffenen einen Druckverband an. Hierzu legen Sie die Wundauflage des einen Verbandpäckchens auf die Wunde und umwickeln diese zwei- bis dreimal. Anschließend legen Sie das andere verschlossene Verbandpäckchen als Druckpolster über den Wundbereich und umwickeln es ebenfalls. Das Abdrücken kann nun eingestellt werden. Abschließend befestigen Sie das Bindenende und lagern den Arm des Verletzten etwas erhöht.

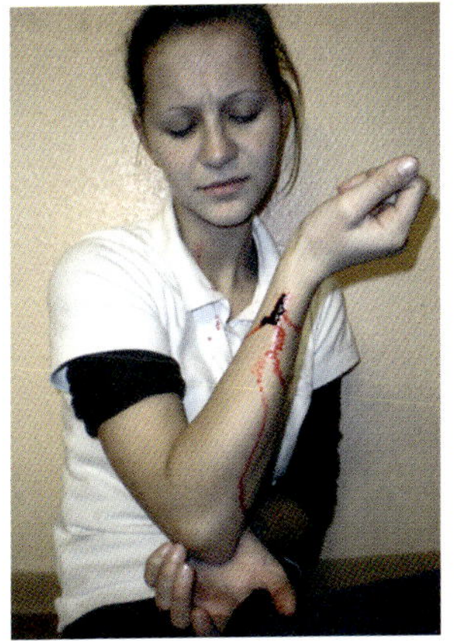

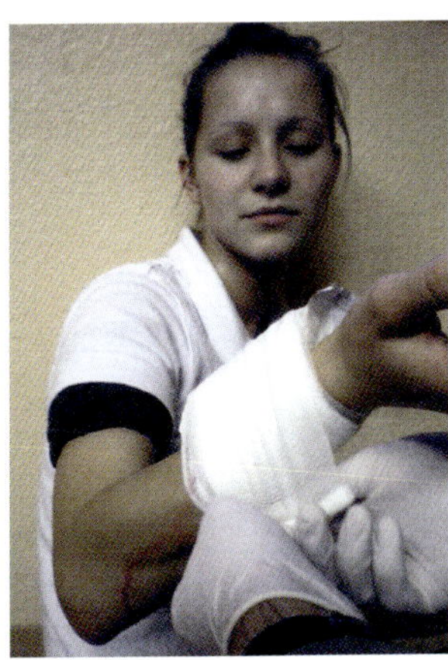

MERKE! Blutungen kompakt zusammengefasst

- Alarmieren Sie den Rettungsdienst.
- Kopf ⇨ komprimieren oder Druckverband
- Hals ⇨ komprimieren
- Brustkorb ⇨ locker abdecken
- Bauch ⇨ locker abdecken
- Leiste ⇨ komprimieren
- Oberschenkel/ in der Leiste ⇨ abbinden
- Arme ⇨ Druckverband anlegen
- Unterschenkel ⇨ Druckverband anlegen

Nasenbluten

Meistens ist beim Nasenbluten die Blutung gering und harmlos. Der Kopf des Betroffenen muss nach vorn übergebeugt werden. Sie können helfen, indem Sie dem Betroffenen etwas kaltes in den Nacken legen (z.B. Kältepackungen oder Eisbeutel). Achten Sie darauf, dass das Blut nach außen abfliesst bzw. ausgespuckt wird und kein Taschentuch oder ähnliches in die Nase gestopft wird.

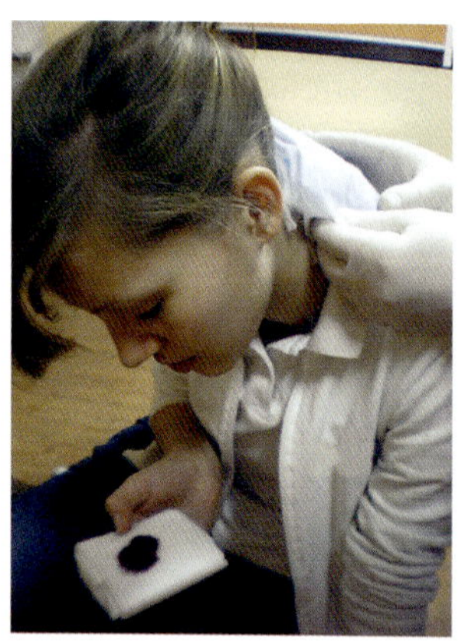

Amputationsverletzungen

Amputationen setzen ein großes Maß an Überwindungsfähigkeit voraus, eines darf allerdings nicht passieren: Amputat gerettet, Patient tot! Die moderne Chirurgie erlaubt in vielen Fällen eine vollkommene Wiederherstellung der betroffenen Gliedmaßen.

Ursachen für Amputationen sind oft Heimwerkerunfälle, Verkehrsunfälle oder Silvesterböller und Arbeitsunfälle.
Verfahren Sie folgendermaßen:

PRAXIS + Maßnahmen des Ersthelfers

- Alarmieren Sie den Rettungsdienst.
- Stillen Sie zuerst die Blutung, oft ist dieses nur durch komprimieren möglich.
- Sammeln Sie anschließend das Amputat ein und wickeln Sie es in ein steriles Tuch. Legen Sie es in einen Plastikbeutel, der fest verschlossen wird.
- Säubern Sie das Amputat nicht und legen Sie es nicht ins Wasser. Es darf nicht mit Wasser in Berührung kommen!
- Der Rettungsdienst übernimmt die Kühlung des Amputates. In einen zweiten Plastikbeutel wird kaltes Wasser mit Eiswurfel gefüllt, in dem der Beutel mit dem Amputat mit verschlossener Öffnung nach oben eingebracht wird.
- Kümmern Sie sich um den Betroffenen bis der Rettungsdienst eintrifft und prüfen Sie, ob Anzeichen für einen Schock bestehen. Bei Schockanzeichen lagern Sie den Betroffenen in der Schocklage.

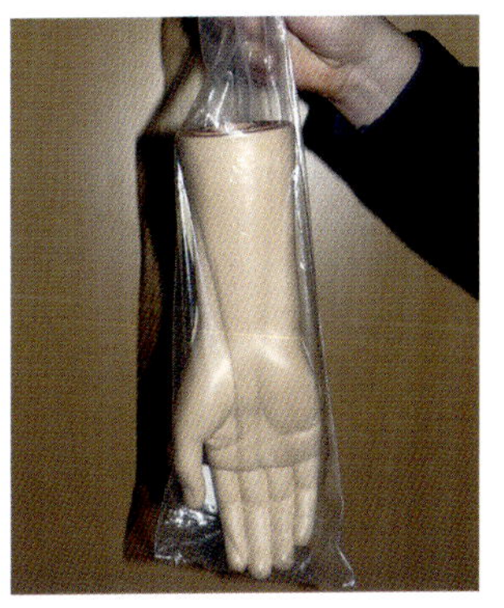

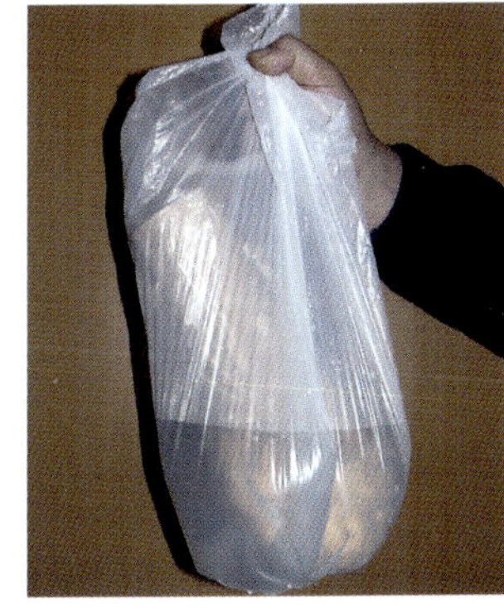

Merke!

Desinfizieren Sie Wunden und Amputationen niemals mit Alkohol oder alkoholhaltigen Desinfektionsmitteln! Alkohol schadet der Wunde, verhindert eine korrekte Wundheilung und desinfiziert in Wunden so gut wie gar nichts!

Verletzungen von Gehirn und Schädel (Schädel-Hirn-Trauma)

Der Kopf ist bei Stürzen oder Unfällen immer im Weg. Neben den bereits erwähnten Blutungen außen am Kopf kann es zu einer ganzen Reihe von Verletzungen innerhalb des Schädels kommen, bei denen das Gehirn in Mitleidenschaft gezogen wird. Von der einfachen Gehirnerschütterung bis zur massiven lebensbedrohlichen Hirnquetschung mit dazugehöriger Hirnblutung und/oder -schwellung ist alles möglich. Wie bei anderen inneren Verletzungen ist das gesamte Maß der Zerstörung von außen oft nicht zu erkennen, deshalb müssen Sie sich auf den Ablauf des Unfalls und auf andere Anzeichen verlassen. Eines sollten Sie aber berücksichtigen: Wenn der Betroffene nicht ansprechbar ist oder war, auch wenn es nur ein paar Sekunden sind, dann ist er immer ein Fall für das Krankenhaus.
Ihr Gehirn ist schwimmend gelagert, in einer stark zuckerhaltigen Flüssigkeit. Kommt es zur Gewalt auf den Kopf, dann kann es passieren, dass das Gehirn die Schädelwände mehr oder weniger stark berührt und dabei Schaden nimmt. Im günstigsten Fall schaltet es dann nur kurz ab (Gehirnerschütterung) oder Gewebe und Blutgefäße werden zerstört und möglicherweise treten bleibende Schäden ein. Sollte es im Kopf stark bluten oder das Gehirn stark anschwellen, kann es zu einer Einklemmung des Gehirns im Hinterhauptsbereich kommen und dabei das Atemzentrum betroffen sein. Die Folge wäre der rasch eintretende Tod durch eine Atem- und Kreislauflähmung.

Gemeinsame Symptome

- Bewusstlosigkeit (Sekunden, Minuten, Stunden).
- Übelkeit/Erbrechen.
- Erinnerungslücken.

- Manchmal sind die Betroffenen zunächst kurz bewusstlos, kommen kurz wieder zu Bewusstsein, um dann plötzlich wieder ohnmächtig zu werden.
- Sichtbare Verletzungen am Kopf.

PRAXIS **✚ Maßnahmen des Ersthelfers**

- ➲ Alarmieren Sie den Rettungsdienst.
- ➲ Den ansprechbaren Betroffenen lagern Sie mit leicht erhöhtem Oberkörper.
- ➲ Den nicht ansprechbaren Betroffenen mit vorhandener Atmung legen Sie in die stabile Seitenlage.
- ➲ Decken Sie Wunden ab und stillen Sie Blutungen.
- ➲ Bei Atemstörungen beatmen Sie den Betroffenen.
- ➲ Benutzen Sie die Rettungsdecke und decken Sie ihn zu.

Achtung! Das Erbrechen bei Hirnverletzten kann völlig ohne Vorwarnung, schwallartig und verzögert eintreten! Achten Sie deshalb, auch in der stabilen Seitenlage, auf den Betroffenen!

Verletzungen des Bauchs

Bei Bauchverletzungen kann es, egal ob die Gewalt stumpf oder spitz war, zu unbemerkten Massenblutungen kommen. Außer verletzten Blutgefäßen, die in die Bauchhöhle bluten können, sind auch Verletzungen innerer Organe, wie z. B. Magen, Darm, Leber oder Milz möglich. Da Sie diese Blutungen nicht erkennen und von außen auch nicht stillen können, sind sie besonders bedrohlich. Zeit ist also Leben! Nur der Chirurg kann helfen!

Folgende Anzeichen können sich aus der Unfallsituation ergeben:

- Bauchschmerzen, oft auch eine verhärtete Bauchdecke.
- Blaue Flecken.

- Wunden/Blutungen.
- Übelkeit/Erbrechen.
- Schockentwicklung.

Es besteht Lebensgefahr! Alarmieren Sie so schnell wie möglich den Rettungsdienst, und halten Sie den Betroffenen warm. Lagern Sie den Betroffenen so, wie er die Schmerzen am besten toleriert, das wird in der Regel auf der Seite oder auf dem Rücken mit angezogenen Beinen sein. Offene Bauchwunden bedecken Sie mit einem sterilen Verbandtuch.

Achtung! Die Milz neigt dazu erst im Inneren zu reißen und in ihre Kapsel einzubluten, welche sich dann nach und nach mit Blut füllt. Manchmal reißt Sie erst nach 24 Stunden ein und verursacht erst dann den massiven Blutverlust! Absolutes Ess-, Trink- und Rauchverbot, da oftmals sofort eine Operation notwendig ist.

Verletzungen des Brustkorbs

Etwa bei 40 % der tödlichen Unfälle ist ein Brustkorbtrauma die primäre Todesursache. Wenn man sich die Vielzahl der lebenswichtigen Organe im Brustkorb vor Augen hält: die Lungen, das Herz, das Zwerchfell und den Thymus, ist das nicht weiter verwunderlich. Mit Ausnahme von letzterem Organ können selbst kleinere Schäden große Auswirkungen haben. Die Lunge z. B. kann einreißen und zusammenfallen. Das Herz kann, selbst bei kleineren Verletzungen, lebensbedrohliche Rhythmusstörungen bekommen.

Zusammengefasst können:

- Blutungen,
- Atemnot,
- Rhythmusstörungen und eine Beeinträchtigung der Pumpfunktion des Herzens lebensbedrohliche Zustände verursachen.

PRAXIS Symptome erkennen und handeln

Erkennen

- Schmerzen.
- Zunehmende Atemnot.
- Blaue Hautfarbe.
- Anzeichen eines Schocks.
- Offene, pfeifende oder schlürfende Wunden.
- Ein instabil erscheinender Brustkorb mit gegenläufigen Atembewegungen.

✚ Maßnahmen des Ersthelfers

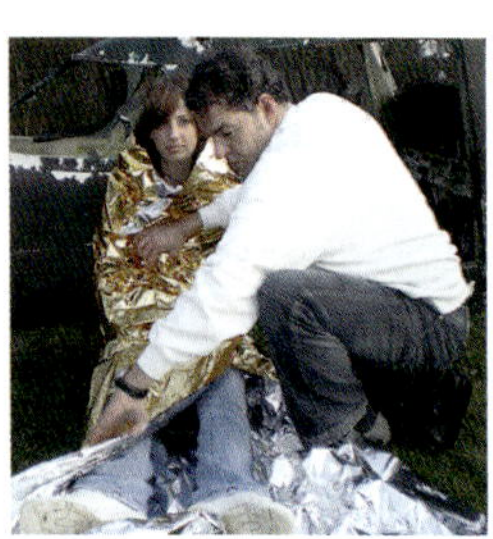

- Alarmieren Sie den Rettungsdienst.
- Setzen Sie den Betroffenen aufrecht hin.
- Bedecken Sie Verletzungen steril, aber nicht luftdicht.
- Führen Sie ggf. die Beatmung durch.
- Bei Rippenverletzungen wünscht sich der Betroffene manchmal, auf die verletzte Seite gelegt zu werden, weil das wie eine Schiene wirkt.

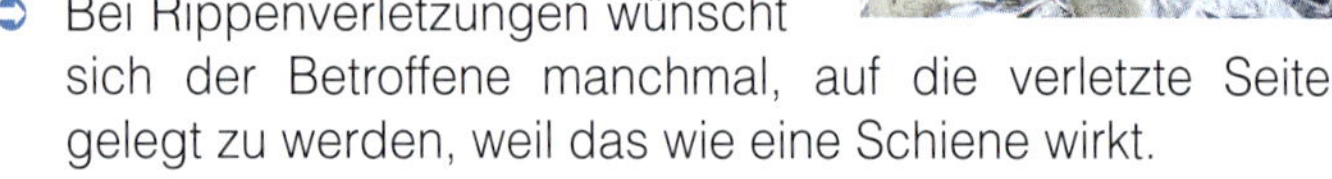

Achtung! Dadurch das aus einigen Wunden am Brustkorb Luft entweicht, denken viele Menschen sie müssen, wie beim Reifen, dieses Loch flicken und kleben die Wunde massiv luftdicht ab. Dadurch aber wirkt die im Inneren zusammengefallene Lunge wie ein Ventil und lässt beim Einatmen weiter Luft rein, die nun durch den Verband nicht mehr entweichen kann. Dadurch können lebensbedrohliche Luftansammlungen (Gasbrust) entstehen, die das Herz am Pumpen hindert und auch die noch gesunde Lunge komprimiert. Dieser Zustand kann innerhalb weniger Minuten zum Tod führen. Deshalb, Luft die raus will, muss auch raus. Der Rettungsdienst wird an geeigneten Stellen ggf. zusätzlich Löcher machen.

Versorgung von Wunden und Verletzungen

5

Wundversorgung

Wunden entstehen durch Einwirkung äußerer Einflüsse wie Gewalt, chemische Substanzen, Kälte oder Hitze auf den Körper, wodurch als erstes die Haut geschädigt und bei tieferen Wunden auch darunter liegende Strukturen, wie Muskeln, Nerven, Blutgefäße, Knochen und innere Organe verletzt werden können.
Beachten Sie bei der Wundversorgung folgende Grundsätze:

MERKE! **Grundsätze zur Wundversorgung**

- Berühren Sie die Wunden nicht mit ungeschützten Fingern, es drohen zusätzliche Infektionen.
- Belassen Sie Fremdkörper dort wo sie sind.
- Benutzen Sie kein Wasser zur Reinigung der Wunden, das weicht die Wundränder auf und erschwert somit die chirurgische Versorgung (Ausnahme: Verbrennungen und Verätzungen).
- Verwenden Sie keine alkoholischen Desinfektionsmittel.
- Verwenden Sie auch keine anderen Lotionen, Salben oder Sprays.
- Tragen Sie grundsätzlich Einmalhandschuhe.
- Decken Sie Wunden möglichst immer mit keimarmen Verbandmaterialien ab.
- Berühren Sie nach Möglichkeit nicht die Wundauflagen der Verbandmaterialien.
- Lagern Sie Verletzungen immer hoch.

Behalten Sie immer das Ziel einer Wundversorgung im Auge:

- Blutstillung.
- Keimarmut.
- Schmerzlindernde Ruhigstellung des Wundbereiches.

Verbandmaterialien und -techniken

➲ Keimfreie Wundauflagen (10 x 10cm Kompressen)

Eignen sich hervorragend für das schnelle und unkomplizierte Versorgen gering blutender (kleinerer) Wunden und sind einzeln keimfrei (steril) im Kfz-Verbandkasten verpackt.

➲ Verbandtücher (z. B. 80 x 80cm)

Diese Tücher sind ebenfalls steril und ähnlich flexibel einsetzbar wie die Kompressen. Sie eignen sich zur Versorgung großflächiger Wunden oder Wunden, die locker bedeckt werden müssen.

➲ Wundschnellverband (Pflaster)

Der Wundschnellverband bzw. das Pflaster gehört in jeden Haushalt und ist bei den meisten Bagatellverletzungen völlig ausreichend. Beachten Sie bitte, dass nach zwei bis drei Jahren Lagerung die Klebekraft nachlässt und Sie die Pflaster austauschen müssen.

➲ Wundverbände/Verbandpäckchen

Diese sind ebenfalls steril und eignen sich sowohl für kleine Wunden als auch für das Anlegen eines Druckverbandes.

➲ Fixiermaterialien (Mullbinden, Dreiecktuch, Tape)

Hiermit können Sie die anderen Verbandmaterialien auf den Wunden fixieren. Sie dürfen aber nicht direkt auf den Verletzungen angewendet werden, da sie nicht steril sind.

Beispiele für die Anwendung von Verbänden:

Verbandtyp 1: Hier wird die keimfreie Wundauflage bei einer Hautabschürfung am Unterschenkel mit Heftpflasterstreifen befestigt. Alternativ können die Wundauflagen auch mit Dreiecktüchern oder Mullbinden befestigt werden.

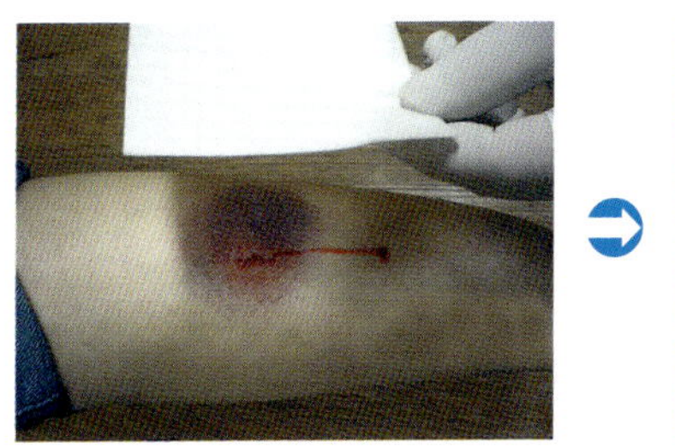

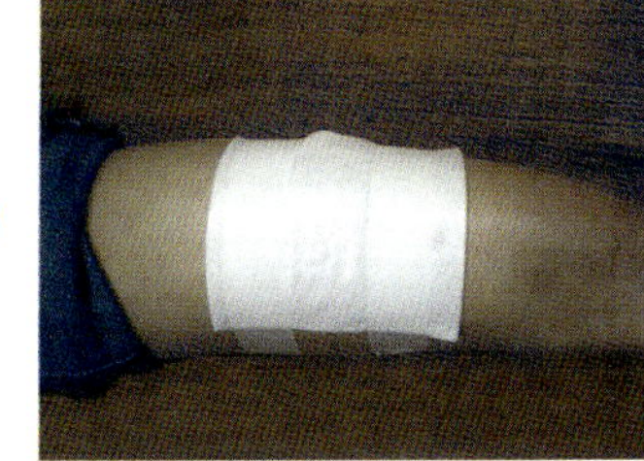

Verbandtyp 1

Verbandtyp 2: Anwendung des Heftpflasters bei einer Fingerkuppenverletzung.

➲ Schneiden Sie in ein ausreichend großes Stück Heftpflaster in der Mitte des Klebestreifens auf beiden Seiten ein keilförmiges Stück heraus.

➲ Ziehen Sie anschließend die Folie von den Klebestreifen und kleben die eine Hälfte des Pflasters um den verletzten Finger.

➲ Abschließend klappen Sie die überstehende Hälfte des Pflasters über die verletzte Fingerkuppe und verkleben Sie sie am Finger.

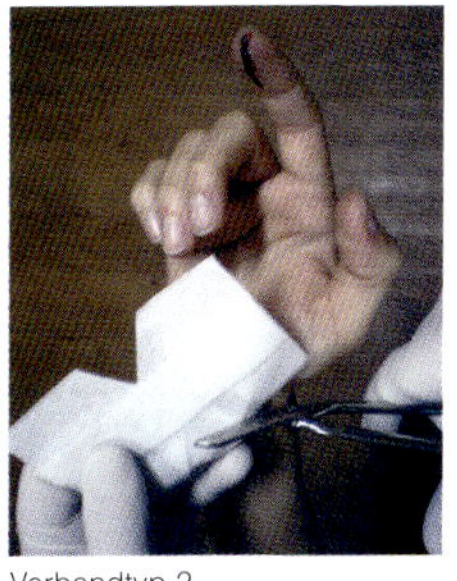

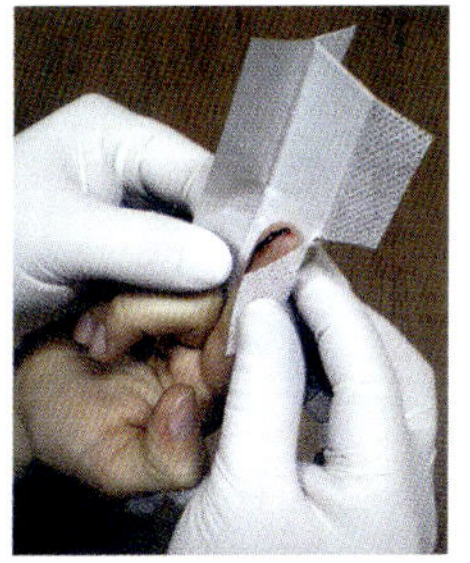

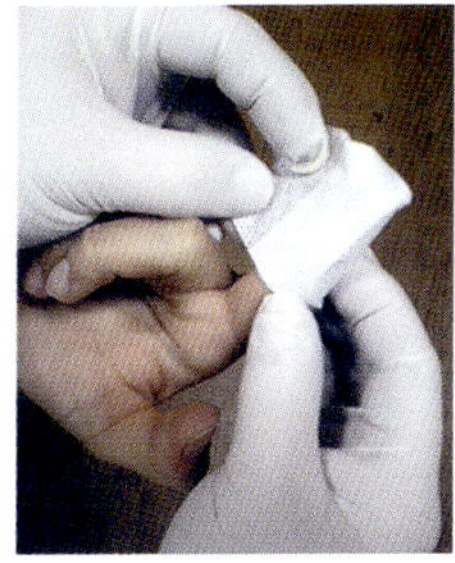

Verbandtyp 2

Verbandtyp 3: Anwendung eines Verbandpäckens bei einer Handverletzung.

➲ Legen Sie den Bindenanfang mit der Wundauflage auf die Wunde und umwickeln Sie anschließend mit der Binde die Wundauflage.

➲ Nach dem Umwickeln fixieren Sie den Verband durch Heftpflasterstreifen oder knoten Sie die Enden des Verbandes zusammen.

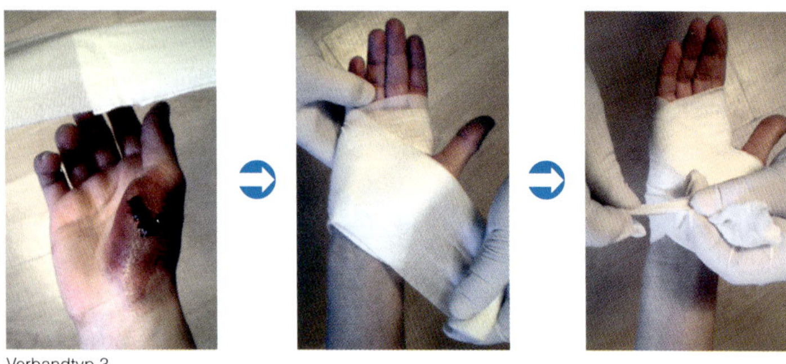

Verbandtyp 3

Verbandtyp 4: Anwendung der Mullbinde bei einer Zehenverletzung.

➲ Versorgen Sie den verletzten Zeh mit einer sterilen Wundauflage oder einem sterilen Verbandtuch. Die Mullbinde dient hierbei zur Fixierung der Wundauflage bzw. des Verbandes. Mullbinden dürfen nicht direkt auf dem verletzten Zeh angebracht werden, da sie nicht steril sind.

➲ Führen Sie die Mullbinde um den Knöchel herum, damit die Wundauflage auf dem verletzten Zeh nicht verrutscht.

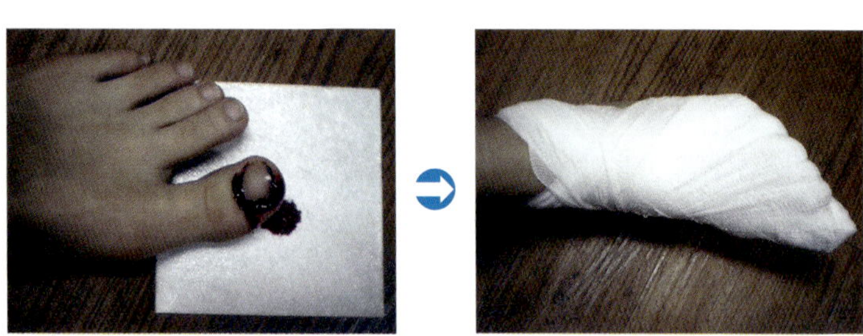

Verbandtyp 4

Fremdkörper in Wunden

Sollten sich (egal wo am Körper) Fremdkörper in einer Wunde befinden, belassen Sie diese in der Wunde. In der Regel, gleich ob Messer oder Baumstamm, komprimiert eben dieser Fremdkörper die Gefäße die er zerstört hat. Durch die Entfernung des Fremdkörpers kann es zu weiteren Verletzungen kommen und dadurch ein bedrohlicher Blutverlust eintreten.

Wie sollten Sie sich Verhalten?

- Eigenschutz. War ein Messer im Spiel, war auch ein Täter im Spiel, treten Sie den Rückzug an!
- Alarmieren Sie den Rettungsdienst und ggf. die Polizei.
- Legen Sie vorsichtig Wundauflagen um den Fremdkörper und umpolstern Sie diesen. Fixieren Sie danach die Umpolsterung mit Heftpflaster.

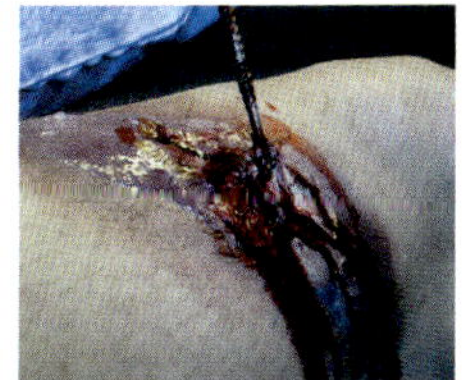

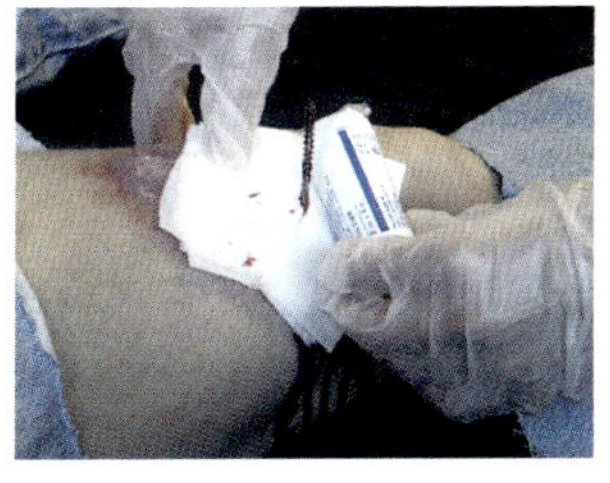

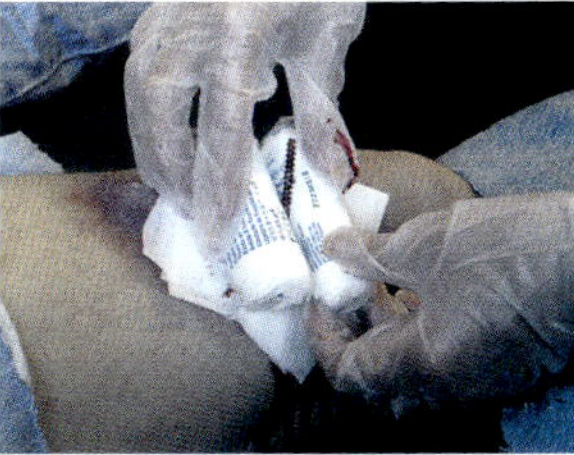

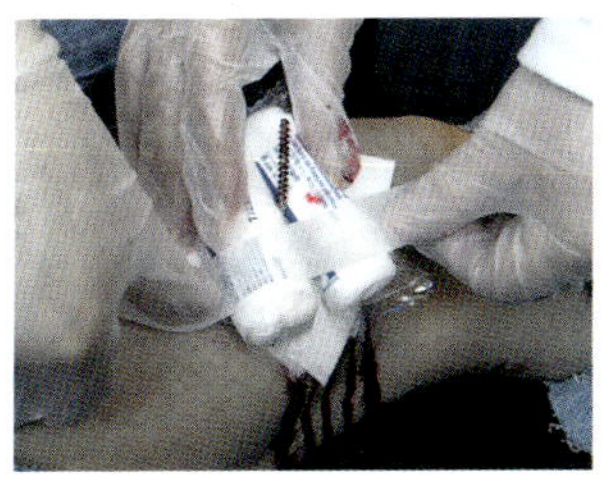

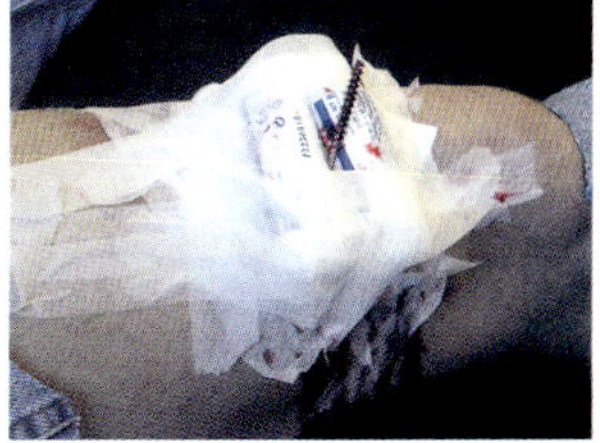

Gefahren bei kleineren Wunden und Tierbissen

Wundinfektionen lauern in der Natur überall, da die Erreger weltweit in der freien Natur vorkommen und schon bei Bagatellverletzungen Infektionen auslösen können. Tierbisse beinhalten neben den manchmal ausgeprägten äußeren Verletzungen zusätzlich die Gefahr von Infektionen und bedenken Sie, dass einige Tiere (wie z.B. Giftschlangen) lebensgefährliche Gifte absondern können.

Tetanus/Wundstarrkrampf Der Wundstarrkrampf ist eine Infektion, die durch im Boden lebende Bakterien verursacht wird und bereits bei kleineren Wunden zu einer lebensbedrohenden Infektion führen kann. Die Erreger etablieren sich am meist schlecht durchbluteten und schlecht belüfteten Wundgrund, vermehren sich dort und fangen an Gifte zu bilden. Diese Gifte greifen das Nervensystem an und führen dann zu Krämpfen, welche den Tod durch Atemlähmung oder Kreislaufversagen verursachen können. Der beste Schutz ist die gut verträgliche Schutzimpfung.

Gasbrand/Wundbrand Als »Bruder« des Tetanus kommt dieser Erreger ebenfalls weltweit vor. Die Erreger infizieren die Wunde und lösen das umliegende Gewebe auf, der Vorgang entspricht in etwa einer Verwesung am lebendigen Leib. Unbehandelt führt diese Erkrankung innerhalb weniger Stunden oder Tage zu einer Blutvergiftung (Sepsis) und kann durch einen Schock zum Tode führen. Im Verlauf der Erkrankung kommt es zur Entstehung von übel riechendem Gas, welches dieser Infektion seinen Namen gegeben hat. In kriegerischen Auseinandersetzungen hat der Befall mit Gasbrand zu Massenamputationen geführt, heutzutage kann durch eine Überdruck-Sauerstoff-Therapie und Antibiotika der Gasbrand meist ohne Amputation geheilt werden.

Tollwut Eine virale Erkrankung, die in der Regel durch Tierbisse übertragen wird und meist zum Tod führt. Nach der Ansteckung breitet sich der Virus über die Nerven aus und befällt anschließend das Gehirn. Dabei kommt es zum Wechsel zwischen depressiven Zuständen und rasender Wut, bis nach ca. 5-6 Tagen, nach dem Auftreten des ersten Symptoms, der Tod durch Atemlähmung eintritt. Die Tollwut ist durch großangelegte Impfaktionen beim Hauptüberträger Fuchs weit zurückgedrängt worden, dennoch besteht ein bestimmtes Restrisiko. Berühren Sie niemals wilde Tiere, erst recht nicht, wenn diese sich unnatürlich zutraulich verhalten. Sollten Sie von einem fremden Tier, egal ob Haus- oder Wildtier, gebissen werden, besteht die Möglichkeit einer nachträglichen Schutzimpfung. Suchen Sie aber sofort einen Arzt auf, die Zeit drängt. Ist der Virus erst einmal in die Nerven eingedrungen, lässt er sich kaum noch aufhalten. Der Arzt wird Sie beraten und ggf. impfen, wenn das Tier nicht mehr auffindbar ist oder einen unklaren Impfstatus hat. Keine Angst, die Impfung wird heutzutage ganz normal in einen Muskel verabreicht und nicht mehr in die Bauchspeicheldrüse.

Alle genannten Infektionen sind in Deutschland eher die Ausnahme, die häufigsten Wunderkrankungen werden in den Krankenhäusern übertragen, und das manchmal mit superresistenten Erregern. Achten Sie deshalb in Krankenhäusern immer auf eine eigene gute Handhygiene.

Verletzungen des Bewegungsapparates

Der Bewegungsapparat des Menschen besteht aus einzelnen Knochen, die über feste Verbindungen (Gelenke) oder mit Bändern zusammengehalten werden sowie aus Muskeln und Sehnen. Der Bewegungsapparat bildet eine funktionelle Einheit die den menschlichen Körper stützt und dem Menschen die Bewegung ermöglicht. Außerdem schützt das menschliche Skelett lebenswichtige Organe.
Verletzungen des Bewegungsapparates entstehen vor allem beim Sport, beim Arbeitsunfall oder beim Sturz. Die Verletzungen

kommen oft dadurch zustande, dass sich der Betroffene beim Sturz oder beim Auffahrunfall abstützt oder umknickt.

Knochenbrüche

Knochenbrüche entstehen meistens durch direkte oder indirekte Gewalteinwirkung (z.B. durch den Zusammenstoß mit einem PKW oder einen Sturz). Für die Maßnahmen des Ersthelfers am Unfallort ist die Unterscheidung zwischen offenen und geschlossenen Knochenbrüchen von Bedeutung.
Bei einem geschlossenen Knochenbruch ist die Haut über der Bruchstelle nicht verletzt. Es besteht aber die Gefahr der Verletzung von Blutgefäßen und Gewebe mit inneren Blutungen. Bei einem offenen Knochenbruch ist eine offene Wunde im Bruchbereich vorhanden und der Knochen kann freigelegt sein.

Komplikationen, Gefahren und Maßnahmen bei Knochenbrüchen

Bei allen Knochenbrüchen können Komplikationen auftreten die der Ersthelfer beachten sollte:
➲ Es besteht die Gefahr zusätzlicher Verletzungen die durch den Unfall selbst, durch unzureichende Ruhigstellung oder durch die Bruchenden entstehen und Nerven, Muskeln, Sehnen und Blutgefäße schädigen. Bei Brüchen im Beckenbereich können die Eingeweide, im Bereich des Brustkorbes das Herz, die Lunge, die Leber oder die Milz lebensgefährlich verletzt werden.
➲ Durch die Zerstörung von Blutgefäßen und starken Schmerzen kann sich ein lebensgefährlicher Schock entwickeln. Denken Sie daran, dass vor allem Brüche starke Blutungen auslösen können.
➲ Offene Knochenbrüche bergen zudem die Gefahr von Infektionen, wenn Bakterien über Verletzungen der Haut in den Körper eindringen, wodurch es zu Wundheilungsstörungen und Knochenentzündungen kommen kann.

PRAXIS Symptome erkennen und handeln

Erkennen

- Bewegungseinschränkung bzw. -unfähigkeit, Einnahme einer Schonhaltung.
- Abnorme Lage von Gliedmaßen und abnorme Beweglichkeit im Bruchbereich.
- Erkennbare Knochenteile (Bruchenden) oder Knochensplitter in offener Wunde.
- Starke Schmerzen im Bereich der Bruchstelle.
- Schwellung/Bluterguss durch Verletzung von Blutgefäßen.

+ Maßnahmen des Ersthelfers

- ➲ Bringen Sie Betroffene aus dem Gefahrenbereich an einen sicheren Ort (Rettungsgriff) und setzen Sie den Notruf ab.
- ➲ Führen Sie lebensrettende Sofortmaßnahmen durch: Kontrolle und Erhaltung der Vitalfunktionen (Bewusstsein, Atmung und Kreislauf), Bekämpfung eines Schocks (Herstellen der Schocklage entfällt bei Knochenbrüchen im Bereich der Beine, des Brustkorbes, des Beckens, der Wirbelsäule und des Schädels) und Stillung bedrohlicher Blutungen.
- ➲ Stellen Sie die betroffene Körperregion durch entsprechende Lagerung oder Stabilisierung ruhig, z. B. mit Decken oder Taschen. Achten Sie auf eine Stabilisierung des Bruchbereichs der über die angrenzenden Gelenke hinausgeht.
- ➲ Versorgen Sie offene Brüche mit einem keimfreien Wundverband, um Infektionen vorzubeugen.
- ➲ Kühlen Sie bei geschlossenen Brüchen die Schwellung mit Eisbeuteln oder kalten Umschlägen. Das wirkt schmerzlindernd und reduziert die Einblutung ins Gewebe.
- ➲ Beruhigen Sie den Verletzten und lassen Sie ihn nicht trinken, essen oder rauchen, da bei einer Krankenhausversorgung häufig Narkosen und Operationen notwendig sind.

Ein gebrochenes Bein können Sie z.B. ruhigstellen, indem Sie es mit einer Decke und einer Tasche umpolstern. Anschließend können Sie den geschlossenen Beinbruch kühlen. Beruhigen und betreuen Sie den Verletzten, bis der Rettungsdienst eintrifft.

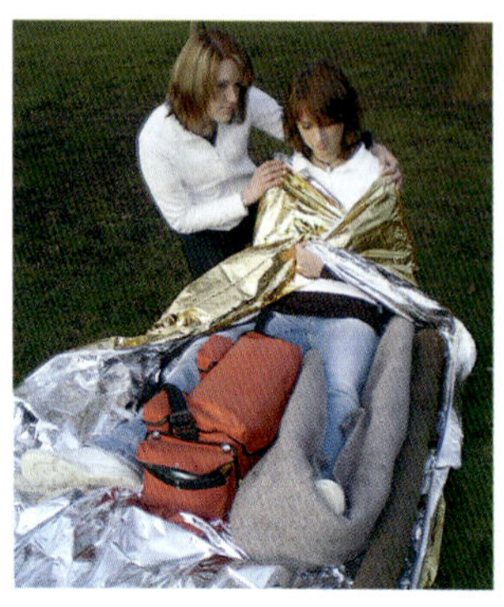

Bei Knochenbrüchen der oberen Extremitäten (Brüche am Arm, an der Hand oder im Schulterbereich) hält der Verletzte meistens seinen verletzten Arm an seinen Körper. Bis zum Eintreffen des Rettungsdienstes kann der Verletzte seinen Arm in dieser Position belassen, um Bewegungen im Bruchbereich zu vermeiden und seine Schmerzen zu lindern. Verursachen Sie keine zusätzlichen Schmerzen, indem Sie den Arm unnötig bewegen.

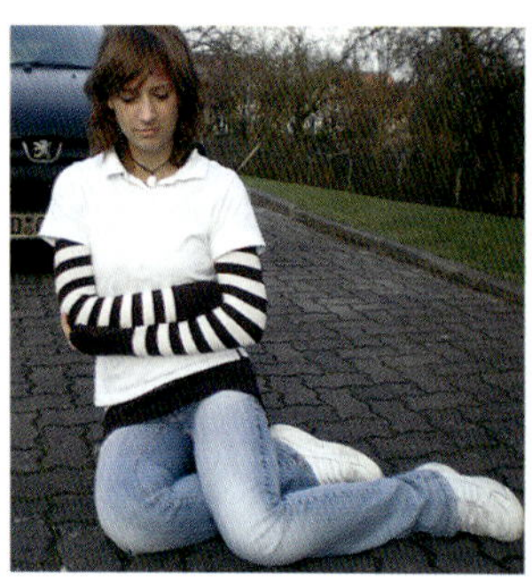

Maßnahmen bei Verdacht auf Bruch der Wirbelsäule, der Rippen und im Beckenbereich

Bruch der Wirbelsäule Typisch sind Motorradunfälle und Stürze aus großen Höhen, bei denen es zum Wirbelsäulenbruch kommen kann. Die besondere Gefahr besteht in der Verletzung des im Wirbelkanal der Wirbelsäule verlaufenden Rückenmarks. Durch eine Beschädigung des Rückenmarks kann es zur Querschnittslähmung kommen.
Anzeichen bei einem Bruch der Wirbelsäule sind starke Schmerzen und Bewegungseinschränkungen. Der Betroffene kann sei-

nen Körper kaum noch bewegen. Ist das Rückenmark betroffen treten Gefühlosigkeit und Bewegungsunfähigkeit an den Armen und/oder an den Beinen auf (evtl. auch ein Kribbeln) sowie ein spontaner Urin- oder Stuhlabgang. Besteht keine Lebensgefahr in einer Gefahrenzone, sollten Sie den Betroffenen möglichst nicht bewegen und ihn in der vorgefundenen Lage belassen. Eine optimale Stabilisierung und Transport erfolgt durch den Rettungsdienst. Sind die Vitalfunktionen bedroht, müssen Sie lebensrettende Sofortmaßnahmen durchführen. Das Herstellen der stabilen Seitenlage hat z.B. Priorität bei einer Bewusstlosigkeit des Betroffenen. Aufgrund des Verdachtes einer Wirbelsäulenverletzung dürfen lebensrettende Sofortmaßnahmen nicht unterlassen werden.

Rippenbruch Sind mehrere Rippen gebrochen, kommt es oft zur Behinderung der Atmung. Die Bruchenden können z.B. auch das Herz, die Leber oder große Blutgefäße gefährlich verletzen. Setzen Sie den Notruf ab. Stellen Sie die betroffene Körperstelle ruhig, indem Sie den Verletzten mit erhöhtem Oberkörper auf der verletzten Seite lagern. Berücksichtigen Sie aber auch den Lagerungswunsch des Verletzten. Decken Sie ihn anschließend zu und betreuen Sie ihn, bis der Rettungsdienst eintrifft.

Bruch im Beckenbereich Bei Brüchen im Beckenbereich besteht die Gefahr, dass Organe im Unterleib, wie z.B. der Dünndarm oder die Blase sowie große Blutgefäße, verletzt werden, die zu starken Blutungen ins Gewebe führen und einen Schock auslösen können. Alarmieren Sie schnellstmöglich den Rettungsdienst und bewegen Sie den Verletzten nach Möglichkeit nicht. Betreuen Sie den Verletzten und decken Sie ihn zu. Zur Linderung der Schmerzen kann eventuell eine Knierolle unter die vom Verletzten oft angezogenen Beine gelegt werden.

Muskel- und Gelenkverletzungen

Für den Ersthelfer sind Muskelverletzungen (Muskelzerrungen, Muskelfaserrisse oder Prellungen) und Gelenkverletzungen (Verstauchungen, Verrenkungen oder Bänderdehnungen und -risse) vergleichbar in ihren Anzeichen. Prinzipiell kommt es bei allen genannten Verletzungsmustern zu Blutungen in das betroffene Gewebe, wodurch erhebliche Schwellungen entstehen. Der Betroffene hat starke Schmerzen und eine eingeschränkte Bewegungsfähigkeit bis hin zur Bewegungsunfähigkeit. Die richtigen Maßnahmen des Ersthelfers können weitere Schädigungen verhindern und den Heilungsverlauf unterstützen. Wenden Sie die PECH-Regel an, eine genauere Diagnose der Verletzung wird durch den behandelnden Arzt durchgeführt.

PRAXIS + **Maßnahmen des Ersthelfers**

- **P**ause: Beendigung der körperlichen Belastung.
- **E**is-**C**ompresse: Sofortige Kühlung (über einen längeren Zeitraum) mit kalten Umschlägen, Eisbeuteln oder Kältepackungen der betroffenen Körperstellen und anlegen eines Stützverbandes. Kühlmittel nicht direkt auf die Haut legen, legen Sie immer erst ein Tuch auf die Haut.
- **H**ochlagerung: Lagern Sie die verletzte Extremität hoch, um die Blutstillung zu beschleunigen und das Abschwellen zu erleichtern.

Bei Gelenkverletzungen (Verstauchungen, Verrenkungen) dürfen Sie auf keinen Fall eigenmächtig versuchen das Gelenk wieder einzurenken. Stellen Sie das betroffene Gelenk ruhig. Bei Gelenkbrüchen führen Sie die Maßnahmen wie bei Knochenbrüchen durch.

Jeder verbindet sicherlich angenehmes und unangenehmes mit Temperaturen. Das wäre zum einen die schöne Seite mit Sonnenbädern im Sommer und das Bad im angenehmen warmen Wasser oder im Winter entspannende Saunagänge und vitaminproduzierende Solarienaufenthalte. Aber Sie haben sich bestimmt schon einmal kleinere oder größere Verbrennungen beigebracht, sei es nur die „Bremsung" mit dem Knie in der Sporthalle, der Sonnenbrand, oder die Verbrühung mit Wasser in der Küche. Gefroren haben Sie auch schon einmal. Die Schäden durch thermische Einwirkungen können den ganzen Körper betreffen und dann lebensbedrohliche Folgen haben. Selbst im Sommer sind bei Außentemperaturen von 27° C gefährliche Unterkühlungen möglich.

Eine kleine Übersicht der wichtigsten Störungen:

Schäden durch	**lokal**	**den ganzen Körper betreffend**
Hitze	Sonnenstich Verbrennungen	Hitzeerschöpfung/-ohnmacht Hitzschlag
Kälte	Erfrierungen	Unterkühlung

Hitzeschäden

Sonnenstich

Beim Sonnenstich handelt es sich um das Resultat einer zu intensiven oder zu langen UV-Einwirkung, es handelt sich also um einen Strahlenschaden. Vor allem die UV-B Strahlung durchdringt dabei den Schädelknochen und reizt die Hirnhäute. Die Hirnhäute reagieren relativ schnell mit einer entsprechenden Schwellung und Schmerzen, was dann zum sog. Sonnenstich führen kann. Am häufigsten betroffen sind insbesondere Menschen mit sehr hellen und/oder dünnen Haaren, aber auch Menschen mit wenig Haaren, Kinder und Ältere.

PRAXIS **Symptome erkennen und handeln**

Erkennen

- Kopf- und Nackenschmerzen.
- Übelkeit und Erbrechen.
- Hochroter Kopf.
- In schweren Fällen auch Bewusstseinsstörungen.

+ Maßnahmen des Ersthelfers

➲ Verbringen Sie den Betroffenen in den Schatten.
➲ Lagern Sie ihn mit erhöhtem Oberkörper.
➲ Kühlen Sie den Nacken mit nassen Tüchern.

Durch diese Handlungsweise sollten die Beschwerden rasch verschwinden, bei Bewusstlosigkeit allerdings:

➲ Lagern Sie den Betroffenen sofort in der stabilen Seitenlage und alarmieren Sie den Rettungsdienst.

Wichtig! Wie bei vielen Dingen des täglichen Lebens ist die Vorsorge die beste Unfallverhütung. Achten Sie bei allen Ihnen anvertrauten Menschen (Kindern, Älteren und Behinderten) auf folgendes:

- Lassen Sie sie nicht unbeaufsichtigt.
- Setzen Sie Ihnen atmungsaktive Kopfbedeckungen auf.
- Benutzen Sie Cremes mit hohem Lichtschutzfaktor.
- Sorgen Sie für Schatten (Sonnenschirm), aber bedenken Sie, dass die Erde sich dreht und der Schatten wandert.
- Und für alle Solariengänger, auch hier kann man einen Sonnenstich bekommen und sich verbrennen.

Verbrennungen

Verbrennungen entstehen durch heiße Gase, heiße Flüssigkeiten, Reibung, Strahlung, heiße Gegenstände oder durch chemische Reaktionen. Die Schmerzen, die dabei entstehen können, werden für den Menschen zu den heftigsten gezählt. Kleinere Verbrennungen heilen in der Regel komplikationslos ab, größere Verbrennungen hingegen sind auch mit großen Gefahren verbunden, u. a.:

- Lebensbedrohliche Flüssigkeitsverluste,
- Schwere Folgeinfektionen,
- Entstellung,
- Schwere Stoffwechselentgleisungen.

Verbrennungen können grob in drei Grade unterteilt werden:

Verbrennungsgrade

1. Grades: Rötung, Schmerzen oder Juckreiz
Der typische Sonnenbrand, in der Regel heilt diese Verbrennung nach ein paar Tagen folgenlos ab.

2. Grades: Rötung, Blasenbildung und Schmerzen
Auch diese Verbrennung kommt häufiger vor, allerdings kann hierbei, je nach Ausdehnung, bereits ein schwerer Wasserverlust eintreten. Da zumindest die ersten zwei Hautschichten betroffen sind, können auch hier Infektionen auftreten, also droht unter Umständen Lebensgefahr.

3. Grades: Gelb/weißliche denaturierte Haut, schmerzfrei
Die Schmerzfreiheit ist dadurch bedingt, dass alle drei Hautschichten nachhaltig geschädigt sind und somit auch die dazugehörigen Nerven. Durch den Flüssigkeitsverlust müssen Sie unmittelbar mit einem Schock rechnen.

Gerade in der Anfangsphase einer Verbrennung, also unmittelbar nach dem Ereignis, können Sie als Ersthelfer einiges tun um dem Betroffenen Linderung zu verschaffen.

PRAXIS + Maßnahmen des Ersthelfers

- Löschen Sie Feuer am Betroffenen mit Decken, Wälzen auf dem Boden oder mit Wasser.
- Kühlen Sie die betroffenen Körperstellen mit handwarmem Wasser für etwa 10 Minuten.
- Kühlen Sie nicht den gesamten Körper, hierbei besteht die Gefahr einer Unterkühlung.
- Belassen Sie eingebrannte Kleidung in der Wunde.
- Mit heißer Flüssigkeit durchnässte Kleidung entfernen.
- Bedecken Sie die Wunde mit sterilem Verbandmaterial. Sie brauchen dabei nicht zwischen normalem Verband oder Brandwundenverband zu unterscheiden.
- Legen Sie den Betroffenen hin und decken Sie ihn zu. Führen Sie ggf. eine Schocklage durch.
- Alarmieren Sie den Rettungsdienst.
- Bei Gesichtsverbrennungen müssen Sie mit Atemstörungen rechnen, lassen Sie den Betroffenen also nicht alleine.

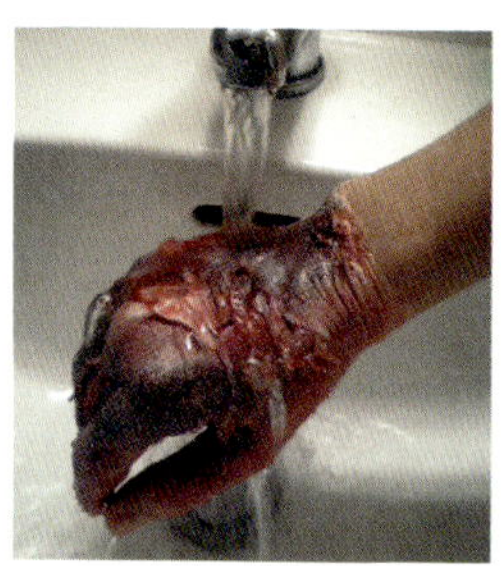

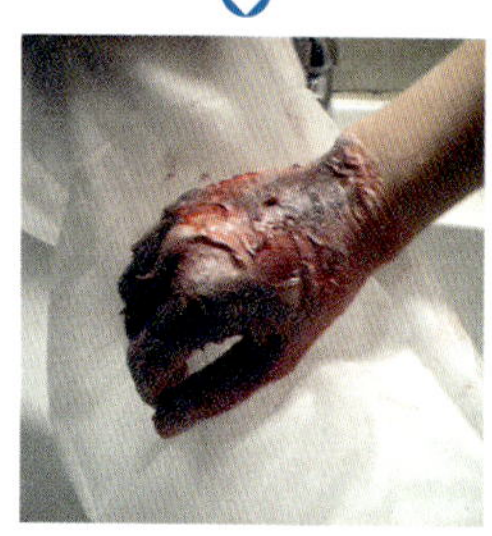

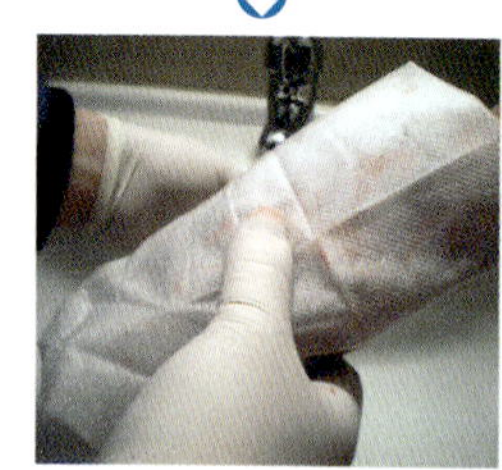

ACHTUNG!

- Sie dürfen die Rettungsdecke aus dem Verbandkasten auf keinen Fall zur Abdeckung der Wunde verwenden.
- Benutzen Sie keine Brandsalben, diese sind nutzlos und oft nicht mehr steril.
- Kühlen Sie nicht den gesamten Körper, hierbei besteht die Gefahr einer Unterkühlung.
- Benutzen Sie keine Hausmittel, keinen Quark, kein Kotelett, keinen Alkohol.
- Benutzen Sie zum kühlen keine „trockene Kälte", also kein Eis oder Spray.

⇨ Alle diese Maßnahmen können den Schaden verstärken oder schwere Infektionen auslösen.

Hitzeerschöpfung/Hitzeohnmacht

Ein relativ häufiger Zustand der Jung und Alt betreffen kann, aber immer den gleichen Grund hat: starkes Schwitzen bei unzureichender Flüssigkeitszufuhr! Durch starkes Schwitzen verliert der Körper große Flüssigkeitsmengen und Mineralien, was den Kreislauf belastet. Es kommt zur Eindickung des Blutes und das Blut fließt langsamer. Um vermehrt Wärme abzugeben werden periphere Gefäße vermehrt durchblutet, wodurch der Rückfluss des Blutes zum Herzen verringert wird und sich ein Schock beim Betroffenen entwickelt. Bei älteren Menschen fehlt oftmals hormonbedingt das Durstgefühl. Bei jüngeren Menschen überwiegt häufig die Unvernunft, z. B. übermäßige sportliche Betätigung bei hoher Außentemperatur oder noch dramatischer, viel Bewegung in der Disco kombiniert durch Mißbrauch von Alkohol und Drogen.

PRAXIS Symptome erkennen und handeln

Erkennen

- Die Symptome entsprechen denen eines Schocks (auch hier geht Flüssigkeit verloren). Der Betroffene ist geschwächt und erschöpft und hat einen schnellen und flachen Puls. Die Haut ist blass und feucht und er fröstelt.

+ Maßnahmen des Ersthelfers

- Bringen Sie den Betroffenen in eine kühlere und ruhigere Umgebung.
- Legen Sie den Betroffenen in die Schocklage und decken Sie ihn zu.
- Geben Sie ihm (bei vorhandenem Bewusstsein) möglichst viel zu trinken (Mineralwasser mit Apelsaft, isotonische Getränke).
- Kontrollieren Sie ständig die Vitalfunktionen und alarmieren Sie den Rettungsdienst.

Vorsicht! Sollten Drogen/Alkohol im Spiel sein, kann der Betroffene agressiv auf Ihre Bemühungen reagieren.

Hitzschlag

Der Hitzschlag ist ein lebensbedrohliches Krankheitsbild, das mit einer massiven Erhöhung der Körperkerntemperatur einhergeht. Unser Körper reguliert Hitze, indem er Schweiß absondert und die hautnahen Gefäße weit stellt. Versagen diese Mechanismen droht der Hitzetod. Allein 2003 sind in Deutschland durch die Hitzewelle bis zu 7000 Menschen zu Tode gekommen. Auch der typische Saunaunfall ist ein solches Ereignis. Jemand meint es besonders gut und macht den 15. Aufguss, die Luftfeuchtigkeit steigt auf 100 %. Der Schweiß kann jetzt nicht mehr verdunsten und somit auch nicht mehr kühlen, die Körpertemperatur steigt weiter an und bei 43°C ist Schluss. Einen Hitzschlag müssen Sie sich also wie Fieber vorstellen, aber ohne Infektion, ausgelöst durch falsche Kleidung und/oder hohe Luftfeuchtigkeit.

PRAXIS Symptome erkennen und handeln

Erkennen Sie einen Hitzschlag schnell, denn die Sterblichkeit liegt bei bis zu 60 %.

- Im Gegensatz zu anderen Hitzestörungen ist die Haut heiß und trocken.
- Die Haut des Betroffenen ist zunächst gerötet, später grau.
- Schneller rasender Puls und Schwindelgefühl.
- Entsprechende Situation (z. B. Sauna).
- Bewusstseinsstörungen.

+ Maßnahmen des Ersthelfers

- ➲ Den Betroffenen aus der Situation befreien und an einen kühlen Ort bringen.
- ➲ Lagern Sie den Betroffenen mit erhöhtem Oberkörper und entfernen Sie unangemessene Kleidung.
- ➲ Machen Sie Wadenwickel bzw. kühlen Sie den gesamten Körper.
- ➲ Bewusstlose in die stabile Seitenlage legen.
- ➲ Kontrollieren Sie ständig die Vitalfunktionen und alarmieren Sie den Rettungsdienst.

Vorsicht! Verabreichen Sie keine fiebersenkenden Medikamente. Das hier ist kein Fieber, sondern umweltbedingt. Kühlen Sie den Betroffenen nicht im kalten Saunabecken ab!

Kälteschäden

Erfrierungen

Erfrierungen sind lokale Kälteschäden, die an all den Körperteilen auftreten, die irgendwohin abstehen, also: Zehen, Ohren, Finger und Nase. Sie haben sicherlich in Ihrer Kindheit eine Schneeballschlacht gemacht, irgendwann waren die Finger taub und Sie sind auf die Idee gekommen, diese dann unter warmes Wasser zu halten. Sie können sich bestimmt an die dann auftretetenden Schmerzen erinnern, das war bereits eine Erfrierung 1. Grades. Auch medizinisch werden Erfrierungen genutzt, um z. B. Warzen zu entfernen.

Erfrierungen lassen sich ähnlich einteilen wie Verbrennungen:

1. Grades: Blasse blaue Haut, ggf. Schwellung, leichte Schmerzen oder schmerzfrei.

2. Grades: Gelb/weißliche Haut mit einer Blasenbildung.

3. Grades: Schmerzfreies Absterben des Gewebes, schwarze Verfärbung. Körperteil ist gefühllos und bewegungsunfähig.

Was können Sie tun?

- Bei Erfrierungen **1. Grades** können Sie selbst helfen, indem Sie den Körperteil bewegen und mit eigener Köperwärme aufwärmen. Entfernen Sie durchnässte Kleidung.
- Personen mit Erfrierungen **2.** und **3. Grades** gehören in ein Krankenhaus. Der Betroffene darf nicht mehr bewegt werden. Verbinden Sie die Erfrierung möglichst druckarm und bringen Sie den Betroffenen in die Notaufnahme.

Unterkühlung

Sie haben vielleicht schon einmal einen Film gesehen, in denen Bergsteiger in auswegloser Situation sich anschreien, nicht einzuschlafen, und genau das sollte in einer solchen Lage niemand tun, um den Stoffwechsel aufrecht zu erhalten. Sie müssen bei Wasser- und Schneeunfällen, bei Bewusstlosen, bei Schwerverletzten und bei Alkoholisierten immer von einer Unterkühlung ausgehen. Eine milde Unterkühlung hatte schon jeder, schwere Unterkühlungen hingegen können schnell lebensbedrohlich werden, weil irgendwann die »Betriebstemperatur« unterschritten ist.

Stadien der Unterkühlung und deren Symptome

Milde Unterkühlung

- Der Körper versucht durch automatisiertes Muskelzittern Wärme zu erzeugen, der Betroffene friert.
- Die Haut wird schlechter durchblutet, um nicht unnötig Wärme über die Haut abzugeben, der Betroffene wird blass.
- Der Puls ist beschleunigt.
- Die Körpertemperatur liegt jetzt bei 32° C bis 35° C.

Mittlere Unterkühlung

- Der Betroffene trübt zunehmend ein. Da das Nervensystem nicht mehr richtig funktioniert, stellt sich die sogenannte Kälteidiotie ein.
- Das Kältezittern hört auf und der Puls wird langsamer.
- Die Atmung wird langsamer und unregelmäßig.
- Lebensgefahr! Der Betroffene darf jetzt nicht einschlafen.
- Die Körpertemperatur liegt jetzt bei 28° C bis 32° C.

Schwere Unterkühlung

- Der Betroffene wird bewusstlos.
- Atmung und Puls sind kaum noch warnehmbar.
- Es droht ein Herz-Kreislauf-Stillstand.
- Sie werden kaum noch unterscheiden können ob der Betroffene noch lebt oder bereits tot ist, daher der Begriff »Scheintod«.

PRAXIS **✚ Maßnahmen des Ersthelfers**

Handeln Sie sehr bedacht:

- Wärmen Sie den Betroffenen niemals aktiv auf, d.h. kein warmes Wasser, kein Abrubbeln mit einem Handtuch usw.
- Nutzen Sie die Rettungsdecke oder irgendeine andere Decke um Restwärme zu erhalten. Sie können sich auch mit unter die Decke legen.
- Kleidung nur dann entfernen, wenn sie durchnässt ist.
- Bewegen Sie den Betroffenen nur, wenn es nicht anders geht (stabile Seitenlage).
- Legen Sie nie die Beine hoch. Es droht der sogenannte Bergungstod, wenn kaltes Blut aus den Beinen zum Herzen gelangt.
- Alarmieren Sie den Rettungsdienst.
- Niemals Alkohol. Der Alkohol verstärkt den Wärmeverlust.

In leichten Fällen, erkennbar am Frieren, genügen ein warmer Raum und ein warmes gezuckertes Getränk.
Vorsicht bei kleinen Kindern, diese geben sehr viel Wärme über den Kopf ab und die Kleinsten unter ihnen können noch nicht einmal frieren!

Unfälle mit elektrischem Strom

Um zu erahnen, was Strom anrichten kann, brauchen Sie sich nur einmal einen elektrischen Stuhl vorzustellen. Aber auch der überall verfügbare Haushaltsstrom hat genug »Kraft« um lebensbedrohende Herzrhythmusstörungen auszulösen, und nicht zu vergessen, das Gefährdungspotential für den Helfer.
Welche Auswirkungen ein Stromunfall auf den menschlichen Körper hat, ist u.a. abhängig von der Stromstärke und der Dauer der Einwirkung. Stromunfälle können lebensbedrohliche Funkti-

onsstörungen (z. B. im Nervensystem oder in der Reizleitung des Herzens) und Verbrennungen auslösen. Für den Ersthelfer ist bei Stromunfällen die Unterscheidung von Niederspannung und Hochspannung wichtig.

Niederspannung bis 1000 Volt

Stromunfälle mit Niederstrom sind relativ häufig, da hiermit die meisten Haushaltsgeräte (z. B. Fernseher, Lampen, Toaster oder Waschmaschine) betrieben werden. Die Hauptgefahr besteht hier in der Reizwirkung auf das Herz, Verbrennungen sind hierbei nebensächlich.

PRAXIS **✚ Maßnahmen des Ersthelfers**

- Trennen Sie den Betroffenen vom stromführenden Teil (Stecker ziehen, Sicherung entfernen oder Wegstoßen des Betroffenen mit einem Gegenstand, der kein Strom leitet (z. B. aus Holz). Fassen Sie den Betroffenen erst an, wenn der Stromkreis unterbrochen ist.
- Kontrollieren Sie die Vitalfunktionen (Bewusstsein, Atmung und Kreislauf) und führen Sie, wenn nötig, lebensrettende Sofortmaßnahmen durch (wie bei Bewusstlosigkeit stabile Seitenlage oder eine Herz-Lungen-Wiederbelebung).
- Führen Sie anschließend die Maßnahmen durch, die Ihnen nötig erscheinen, z. B. die Versorgung von Brandwunden.
- Lassen Sie den Betroffenen nicht alleine, auch wenn es ihm subjektiv gut geht, die Herzrhythmusstörungen können bis zu 24 Stunden später auftreten.
- Alarmieren Sie in jedem Fall den Rettungsdienst, jeder Niederspannungsunfall gehört 24 Stunden Intensivüberwacht.

Hochspannung über 1000 Volt

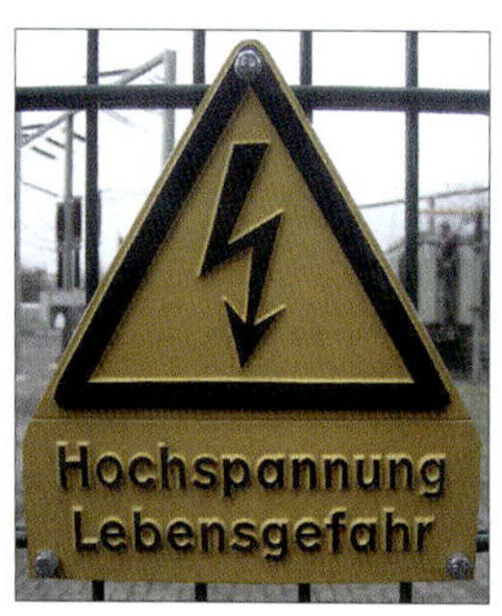

Stromunfälle mit Hochspannung sind nur möglich, wenn Sicherheitsvorschriften nicht beachtet und Barrieren überwunden werden. Anlagen und Einrichtungen mit Hochspannung (z. B. Hochspannungsleitungen, Trafohäuser, Bahnleitungen) sind mit Hinweisschildern deutlich gekennzeichnet. Bleiben Sie bei einem Stromunfall im Hochspannungsbereich wo sie sind, nähern Sie sich auch herunterhängenden Kabeln nicht. Alarmieren Sie den Rettungsdienst und schildern Sie die Situation. Sichern Sie den Gefahrenbereich ab und achten Sie darauf, dass nicht andere Helfer versuchen sich dem Betroffenen zu nähern. Sie können nicht helfen, die Gefahr, dass der Strom überschlägt, ist zu groß. Ein Sicherheitsabstand von mindestens 5 Metern muss eingehalten werden.

Blitzschlag (wird erstaunlich oft überlebt) 10 Mio. Volt und mehr

- Hier müssen Sie helfen.
- Verfahren Sie wie beim Niederspannungsunfall, rechnen Sie aber zusätzlich mit schweren Verbrennungen und anderen Verletzungen.

Verhalten bei Gewitter

- Suchen Sie Schutz (Gebäude, Fahrzeuge, unter Hochspannungsleitungen).
- Hocken Sie sich hin, nicht hinlegen.
- Füße dicht beieinander halten.
- Vermeiden Sie Hügel, Berge und offenes Gelände.
- Verlassen Sie sofort Gewässer.

Vergiftungen und Verätzungen

7

Welchen Stoff Sie auch zu sich nehmen, ab einer gewissen Dosis wird alles giftig, auch alltägliche Dinge wie Kochsalz oder Zucker sind in entsprechender Menge giftig. Ursachen für Vergiftungen sind unter anderem Suizide, Verwechslungen, unsachgemäßer Medikamentengebrauch, Unwissenheit oder auch der Missbrauch von Alkohol oder anderen Drogen. Vergiftungen können dabei in den unterschiedlichsten Erscheinungsbildern auftreten, von sehr langsamen chronischen Vergiftungen (Nikotinsucht) bis hin zu schnell und aggressiv verlaufenden tödlichen Vergiftungen. Besteht der Verdacht einer Vergiftung, sollte der Ersthelfer den Betroffenen selbst fragen ob und wieviel er was genommen hat. Bei den alltäglichen Vergiftungen handelt es sich meistens um: Alkohol, Drogen, Haushaltsmittel, Beruhigungsmittel und andere Medikamente sowie Kohlenmonoxid aber auch Pflanzenschutzmittel, verdorbende Lebensmittel und Pflanzen. In einigen Bundesländern nimmt auch die Zahl mit Unfällen durch giftige Tiere zu. Schlussendlich sind auch die Folgen des Rauchens hinzuziehen, denn die meisten Gefäßerkrankungen lassen sich als Folge des Nikotinkonsums werten.

Wie gelangt ein Gift in den Körper?

- **Über den Mund:** Immer noch der häufigste Weg von Tabletten, Alkohol und anderen Giftstoffen.
- **Über die Lungen:** Gase und Aerosole werden über diesen Weg aufgenommen, z. B. Kohlenmonoxid und Kohlendioxid.
- **Über die Haut:** Einige Gifte stellen starke Kontaktgifte dar, wie z. B. das ehemals verbreitete E 605, aber auch die chemischen Kampfstoffe.
- **Über Injektion:** Typischerweise wird bei uns am häufigsten Heroin injiziert, aber auch jedes Tier spritzt in der Regel sein Gift. In Deutschland gehören zu den giftigen Tieren u. a. die Ammen-Dornfinger-Spinne, die Wasserspinne und die Kreuzotter.

Was ist zu tun?

An dieser Stelle kann aus Platzgründen nicht jede einzelne Vergiftung mit ihren Symptomen und Maßnahmen beschrieben werden, es ist aber möglich, Ihnen eine Reihe von Maßnahmen an die Hand zu geben, welche Sie bei jeder Vergiftung durchführen können. Dieser Katalog ist an die Maßnahmen angelehnt, die von den Rettungsdiensten durchgeführt werden und besteht aus fünf Unterpunkten deren Reihenfolge nicht zwingend festgelegt ist.

Die Fünf-Finger-Regel

1. **Eigenschutz!** Vergiftungen können auch den Helfer stark gefährden, die Gefahr kann von Gasen, Kontaktgiften, aber auch vom Betroffenen ausgehen. Stellen Sie sich vor, jemand hat zu viele Antidepressiva geschluckt, nach depressiv kommt gute Laune und danach vielleicht ohne Vorwarnung Aggression.
2. **Lebenswichtige Funktionen sichern!** Kontrollieren und erhalten Sie die lebenswichtigen Funktionen. Ist z. B. der Betroffene bei vorhandener Atmung bewusstlos, legen Sie ihn in die stabile Seitenlage. Sind keine Lebenszeichen feststellbar, führen Sie eine Herz-Lungen-Wiederbelebung durch. Blutet der Betroffene (»Blutverdünner«, Rattengift), dann stillen Sie die Blutung.
3. **Giftwirkung beenden oder minimieren!** Entfernen Sie durchnässte Kleidung, spülen Sie Giftreste ab, nehmen Sie ihm die Flasche weg oder retten Sie ihn aus dem Gefahrenbereich. Ein Erbrechen auslösen ist für Sie nicht durchführbar, weder mit Salzwasser noch mit anderen Tricks und in der Regel eher gefährlich, überlassen Sie das dem Rettungsdienst.
4. **Giftreste aufbewahren!** Stellen Sie alles sicher was mit dem Gift zu tun haben kann, also: leere Tablettenschachteln, Beipackzettel, Pflanzenreste usw. Machen Sie gegebenenfalls ein Digitalfoto von dem Tier das gebissen oder gestochen hat.

Bewahren Sie auch Erbrochenes auf, um dem Rettungsdienst möglichst viele Hinweise auf das Gift zu liefern.

5. **Alarmieren Sie den Rettungsdienst!** Unterschätzen Sie Vergiftungen nicht. Vermeintlich kleine Mengen können katastrophale Wirkungen haben, auch, wenn es dem Betroffenen augenscheinlich noch gut geht. Hinzu kommt, dass Medikamente die Ihnen harmlos erscheinen, wie z. B. rezeptfreie Schmerzmittel, in Überdosis tödliche Folgen haben können.

Der Giftnotruf

Sie können über die Giftnotrufzentralen (z. B. unter der Telefonnummer: 0361 / 73 07 30) zusätzliche Informationen über das Gift einholen, halten Sie dafür folgenende Informationen bereit:

Wer?	⇨	Geben Sie Alter und Gewicht des Vergifteten an.
Womit?	⇨	Beschreiben Sie das Gift.
Wie viel?	⇨	Geben Sie die Konzentration bzw. Menge an.
Wann?	⇨	Geben Sie die Zeit der Giftaufnahme an.
Welche?	⇨	Welche Anzeichen hat der Betroffene?
Was?	⇨	Was haben Sie bereits unternommen?

Nutzen Sie diese Möglichkeit nur, wenn dadurch die Fünf-Finger-Regel nicht verzögert wird. Zwar wissen Sie jetzt genau was das Gift bewirkt, können aber nichts dagegen unternehmen, weil Ih-

ERSTE HILFE KOMPAKT **Vergiftungen**

nen z. B. Gegengifte nicht zur Verfügung stehen.

1. Eigenschutz.
2. Sichern der lebenswichtigen Funktionen.
3. Giftwirkung beenden.
4. Gift sicherstellen.
5. Notruf 112.

Spezielle Vergiftungen

Blausäure/Cyanide

Die Blausäure (HCN) ist ein stark nach Mandeln/Marzipan riechendes Nitril der Ameisensäure und kommt in sämtlichen Steinobstsorten vor. Vergiftungen sind oft leichterer Natur. Bei Wohnungsbränden kann aber z. B. genug Blausäure freigesetzt werden, um schwere Vergiftungen auszulösen. Schwere suizidale Vergiftungen mit z. B. Zyankali sind hingegen selten.

Wirkung

Wird eine ausreichend große Menge Blausäure aufgenommen, blockiert sie die Zellatmung und die Zellen ersticken, kleinere Mengen kann der Körper selbsttätig entgiften.

Achtung! Bei Blausäure besteht für den Ersthelfer eine konkrete Gefahr, da Blausäure leicht flüchtig und ein Kontaktgift ist.

PRAXIS Symptome erkennen und handeln

Erkennen

- Atemnot.
- Mandelgeruch.
- Erbrechen.
- Krämpfe.
- Keine Blaufärbung der Haut trotz Atemnot.
- Kollaps.

✚ Maßnahmen des Ersthelfers

- ➲ Halten Sie sich an die Fünf-Finger-Regel.
- ➲ Führen Sie keine Atemspende durch.
- ➲ Tragen Sie unbedingt Handschuhe.

Pflanzenschutzmittel/Organophosphate/E605

Die Giftwirkung der Organophosphate wurde Mitte der 1930er Jahre erforscht, woraus die Kampfstoffe Sarin und Tabun hervorgingen. Bedeutsam für Vergiftungen sind aber auch die Insektizide Parathion (E605) und Dichlorvos. Leichtere Vergiftungen können bereits durch das unüberlegte Benutzen von Insektensprays eintreten.

Wirkung

Organophospahte sind starke Kontaktgifte und können, getrunken oder gespritzt, schwere Vergiftungen auslösen. Der Giftstoff aktiviert Ihren Ruhenerv und regelt dann sämtliche Stoffwechselvorgänge herunter, sodass die Atmung, das Bewusstsein und das Horz versagen.

Achtung! Es besteht Lebensgefahr für den Ersthelfer: Kontaktgift!

PRAXIS **Symptome erkennen und handeln**

Erkennen

- Starker Speichelfluss, ggf. blauer Speichel.
- Stuhl- und Urinabgang.
- Krämpfe.
- Enge Pupillen.
- Koma.
- Atemstörungen.
- Langsamer Puls.

+ Maßnahmen des Ersthelfers

- Tragen Sie Handschuhe.
- Führen Sie keine Beatmung durch.
- Entfernen Sie durchnässte Kleidung.
- Halten Sie sich an die Fünf-Finger-Regel.

Kohlenmonoxid

Kohlenmonoxid ist ein farbloses, geschmackloses und geruchloses Gas, welches bei unvollständigen Verbrennungen entsteht. Kohlenmonoxid ist brennbar und giftig.

Wirkung Kohlenmonoxid blockiert die roten Blutkörperchen für den Sauerstofftransport, dabei bindet es sich ca. 300 mal stärker an den roten Blutfarbstoff als es Sauerstoff kann.

PRAXIS **Symptome erkennen und handeln**

Erkennen

- Akute Atemnot; rosige Haut trotz Atemnot.
- Krämpfe.
- Übelkeit und Erbrechen.
- Koma.
- Unfallsituation (z. B. Garagensuizid).

✚ Maßnahmen des Ersthelfers

- ➲ Sorgen Sie für Belüftung.
- ➲ Unternehmen Sie einen Rettungsversuch.
- ➲ Vermeiden Sie jede Zündquelle und benutzen Sie keine elektrischen Anlagen.
- ➲ Halten Sie sich an die Fünf-Finger-Regel.

Kohlendioxid

Kohlendioxid ist farb- und geruchlos und schwerer als Luft. Es entsteht bei vollständigen Verbrennungen, Fäulnis- und Gärprozessen durch die Zersetzung von organischem Material, z. B. in Jauchegruben. Kohlendioxid sammelt sich üblicherweise an der tiefsten Stelle als unsichtbarer Kohlendioxidsee und ist damit eine tödliche Gefahr für jeden, der versucht ungeschützt zu helfen.

Wirkung Kohlendioxid ist ein Stickgas. Es verdrängt den Sauerstoff, sodass jeder, der in einen Kohlendioxidsee hinabsteigt, nach kurzer Zeit erstickt.

Erkennen Die Unfallsituation ist maßgeblich. Jede Person in einer Vertiefung, insbesondere in Kanalanlagen, Wein- oder Bierherstellungsanlagen, Getreidesilos oder im Keller kann davon betroffen sein.

Was ist zu tun?

- Alarmieren Sie Rettungsdienst und Feuerwehr.
- Unternehmen Sie nichts, Sie haben keine Chance zu helfen.

Verätzungen

Verätzungen mit agressiven Substanzen kommen immer wieder in Haushalten und auch in entsprechenden Betrieben vor. Die Auswirkungen sind unterschiedlich, mal sind es entstellende Hautverätzungen, mal zur Erblindung führende Augenverätzungen und mal lebensbedrohende Speiseröhrenverätzungen. Schmerzhaft sind sie allerdings immer. Erschwerend kommt hinzu, dass einige Substanzen zusätzlich giftig sind, wie z.B. Flusssäure (HF). Grundsätzlich könnte man auch zwischen den Wirkungen von Säuren und Laugen unterscheiden, und tatsächlich sind Säuren potentiell etwas weniger gefährlich, da sich ihre Ätzwirkung früher oder später selbst limitiert. Für Sie als Laienhelfer ist dieser Unterschied aber irrelevant, Sie machen immer das gleiche.

Wo findet man diese Stoffe im Haushalt?

Für die Laugen sind es vor allem Abflussreiniger, Geschirrspülmaschinensalz und Enthaarungscremes (meist Natronlauge).

Für die Säuren sind es Batteriesäuren, Entkalker und einige Reinigungsmittel. Aber auch andere Reiniger können eine korrosive Wirkung haben (Oxidantien usw.).

Wichtig! Vorsorge ist die wichtigste Hilfe, sichern sie alles vor dem Zugriff von Kindern und füllen sie niemals etwas um! Achten Sie bei Verätzungen durch Säuren oder Laugen auf den Eigenschutz. Tragen Sie (säurefeste) Schutzhandschuhe, damit Sie sich nicht selbst verätzen. Informieren Sie den Rettungsdienst über die ätzende Substanz.

PRAXIS Symptome erkennen und handeln

Erkennen

- Starke Augenschmerzen, Augenschwellung und -rötung.
- Verstärkter Tränenfluss.
- Krampfartiges Zusammenkneifen der Augenlider.
- Sehstörungen.

✚ Maßnahmen des Ersthelfers

- ➲ Entfernen bzw. verdünnen Sie den ätzenden Stoff, indem Sie sofort mit dem Spülen des betroffenen Auges, am besten mit Leitungswasser, beginnen.
- ➲ Das betroffene Auge muss sich dabei unter dem gesunden Auge befinden, also den Kopf auf die Seite und das betroffene Auge nach unten halten, sodass das Wasser vom inneren Augenwinkel nach außen abfliesst. Auf diese Weise gefährden Sie nicht das gesunde Auge.
- ➲ Spülen Sie das betroffene Auge reichlich aus, etwa 15-20 Minuten.
- ➲ Anschließend beide Augen steril verbinden.
- ➲ Alarmieren Sie den Rettungsdienst.

Verätzungen der Augen

Augenverätzungen (z.B. durch Säurespritzer) können schwere Schädigungen des Auges – von einer Sehstörung bis zur Erblindung – auslösen.

Wichtig! Betriebe müssen eine Augenspülflasche vorhalten.

Verätzungen der Speiseröhre

Werden ätzende Substanzen über den Verdauungsweg aufgenommen, kann es zu schweren Organschäden im Brust- und Bauchbereich kommen. Handeln Sie umgehend, da sofort akute Lebensgefahr besteht!

PRAXIS **Symptome erkennen und handeln**

Erkennen

- Die Mundschleimhäute sind weiß verfärbt oder blutig aufgequollen.
- Es treten starke Schmerzen auf.
- Der Betroffene hat Schluckstörungen und vermehrten Speichelfluss.

+ Maßnahmen des Ersthelfers

- ➲ Alarmieren Sie sofort den Rettungsdienst! Es besteht akute Lebensgefahr, da es zum Durchbruch des Magens oder des Darms kommen kann.
- ➲ Lösen Sie niemals ein Erbrechen aus. Durch die Wiederholung der Verätzung würde sich sonst die Verätzung noch verstärken.
- ➲ Wenn der Betroffene es toleriert, geben Sie ihm in kleinen Schlucken Wasser zu trinken, um die Ätzmittel zu verdünnen. Die Erfahrung zeigt aber, dass der Patient aufgrund der Schmerzen in der Regel nicht schluckt.

Verätzungen der Haut

Hautverätzungen durch Säuren oder Laugen führen zu einer schmerzhaften Schädigung der Haut und können beim Betroffenen eine Infektion durch Krankheitserreger, die durch die Wunde in den Organismus eindringen, verursachen.

PRAXIS Symptome erkennen und handeln

Erkennen

- Intensiver stechender Schmerz.
- Rötung und Schwellung der Haut.
- Je nach Säure bzw. Lauge zeigt die Haut eine weiße, gelbbraune oder schwarze Schorf- und Blasenbildung.

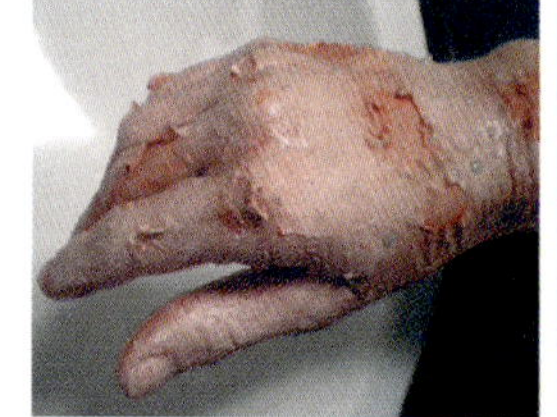

✚ Maßnahmen des Ersthelfers

- ➲ Eigenschutz! Tragen Sie (säurefeste) Schutzhandschuhe, damit Sie sich nicht selbst verätzen.
- ➲ Entfernen Sie Kleidung, die mit dem Ätzmittel durchtränkt ist.
- ➲ Den betroffenen Bereich etwa 15-20 Minuten reichlich mit Wasser spülen. Achten Sie darauf, dass das Wasser vom verätzten Hautbereich direkt abfliesst.
- ➲ Verbinden Sie den verätzten Hautbereich mit einem sterilen Verband.
- ➲ Alarmieren Sie den Rettungsdienst.

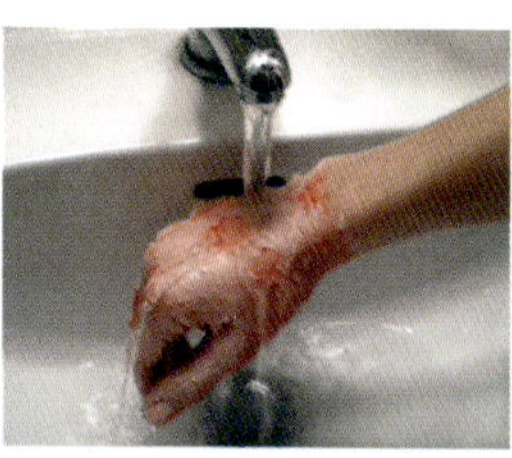

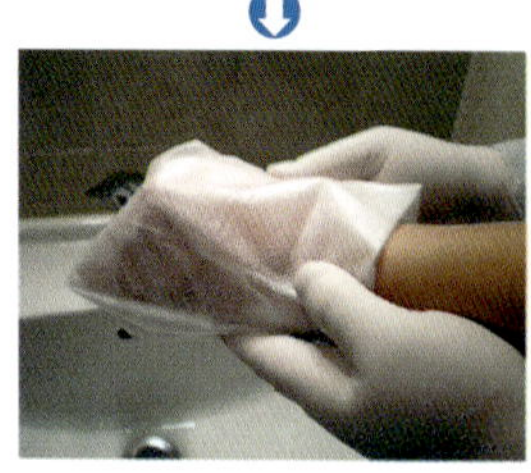

Wie bereits erwähnt, ist es in Deutschland und anderen Industrieländern wahrscheinlicher schwer zu erkranken oder einem solchen Erkrankten Hilfe leisten zu müssen, als bei einem Verkehrsunfall Erste Hilfe zu leisten. Schwere Erkrankungen sind die Hauptursache für plötzliche Todesfälle und die etwaige Bettlägerigkeit von älteren Angehörigen.

Herzinfarkt/Herzanfall (Angina pectoris)

Am Herzinfarkt sterben allein in Deutschland ca. 60.000 Menschen jährlich. Von 100.000 Menschen erleiden ca. 300 im Jahr einen Infarkt, wovon ca. 80 % das Ereignis überleben. Insgesamt kommen Menschen mit einem akuten Brustschmerz so häufig vor, dass dieser Notfall für die Rettungsdienste als das »tägliche Brot« anzusehen ist. Bei der ganzen Routine wird dann oft vergessen, dass es sich hierbei immer um ein lebensbedrohliches Krankheitsbild handelt, bei dem in jeder Sekunde mit bedrohlichen, möglicherweise tödlichen, Herzrhyhtmusstörungen gerechnet werden muss.
Je nach dem wie man sich in seinem Leben verhält, also welche Risikofaktoren man erfüllt, kann es zu Ablagerungen in den Kranzgefäßen des Herzens kommen. In den Bereichen, die durch diese veränderten Gefäße versorgt werden, kann es schon im normalen Leben bei Belastungen zu einem Sauerstoffmangel kommen und Beschwerden auslösen (Angina pectoris).
Z.B. läuft jemand die Treppe hoch, sein Herz pumpt schneller und benötigt mehr Sauerstoff, bekommt es aber nicht durch die Verengung der Gefäße und schon sind die Beschwerden da. Diese Angina pectoris genannten Herzattacken bilden sich in der Regel nach mehreren Minuten zurück und führen zu keinerlei bleibenden Schäden. In einigen Fällen kommt es an diesen Engstellen aber zu einer plötzlichen Gerinnung des Blutes und somit

zum Verschluss des betreffenden Gefäßes: Herzinfarkt! Dieses Ereignis kann schwere Folgen haben und unter Umständen sofort zum Tod führen.

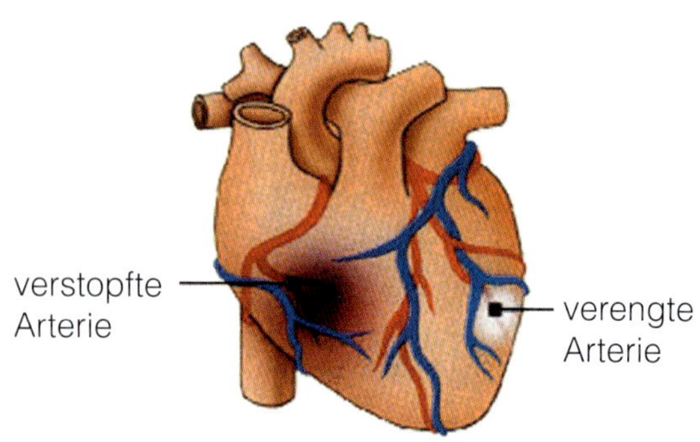

Die Ablagerungen an den Gefäßen werden durch folgende Risiken beeinflusst:

- Nikotin- und Alkoholmissbrauch (ob geringer Alkoholkonsum schützt, ist umstritten).
- Fettreiche Nahrung.
- Übergewicht.
- Bewegungsmangel.
- Bluthochdruck.
- Zuckerkrankheit.
- Die »Pille« (orale Verhütungsmittel).
- Drogen.
- Das Alter.

PRAXIS **Symptome erkennen und handeln**

Erkennen

Beide Krankheitsbilder haben die gleichen Symptome:

- Akute Brustschmerzen, die häufig in die Arme, den Bauch, den Hals oder den Rücken ausstrahlen.
- Atemnot.
- Übelkeit/Erbrechen.
- Angst/Panik.
- Schneller, manchmal unregelmäßiger Puls.
- Blasse kaltschweißige Haut.

+ Maßnahmen des Ersthelfers

- ➲ Alarmieren Sie beim ersten Symptom den Rettungsdienst. Jeder Brustschmerz ist bis zum Beweis des Gegenteils ein Infarkt.
- ➲ Öffnen Sie beengende Kleidung.
- ➲ Setzen Sie den Betroffenen aufrecht hin.
- ➲ Lassen Sie den Betroffenen nicht mehr umherlaufen.
- ➲ Lassen Sie den Betroffenen nicht alleine.
- ➲ Beruhigen Sie ihn.
- ➲ Unterlassen Sie beunruhigende Aussagen, das Wort Infarkt kennt fast jeder.
- ➲ Geben Sie ihm keine Medikamente.
- ➲ Führen Sie bei Bewusstlosen eine stabile Seitenlage durch.
- ➲ Führen Sie beim Fehlen von Lebenszeichen eine Herz-Lungen-Wiederbelebung durch.

Nur etwa 30 % der Infarkte weisen die o. g. Symptome zusammen auf, einige Infarkte verlaufen manchmal auch ganz stumm, sind deshalb aber nicht weniger gefährlich. Es gibt keine kleinen oder stabilen Infarkte, es ist immer ein lebensbedrohliches Ereignis, welches intensivmedizinische Behandlung erfordert.

Gefahren

- Plötzlicher Herzstillstand durch Rhythmusstörungen (Kammerflimmern), bei 90 % der Toten todesursächlich.
- Herzschock (bei großen Infarkten), bei 10 % der Toten todesursächlich.

Wenn der Betroffene schnell ins Krankenhaus kommt, kann, durch entsprechende Therapie, der Verschluss in der Regel beseitigt und die Gefahren und Schäden minimiert werden. Die Voraussetzung ist also ein schneller Transport ins Krankenhaus, ohne große Verzögerungen!

Der Schlaganfall

Die Zahlen sind ähnlich wie beim Herzinfarkt. Fast genauso viele Menschen erleiden in Deutschland pro Jahr einen Schlaganfall wie es Herzinfarkte gibt, und fast genauso viele sterben daran. Beim Schlaganfall handelt es sich um eine Minderdurchblutung von Hirnarealen mit unterschiedlicher Ursache.

- Verschluss von Hirngefäßen durch Blutgerinnsel.
- Hirnblutungen (oft beim Toilettengang oder beim Geschlechtsverkehr).
- Verschluss von Hirngefäßen durch Tumore.

Das Risiko von Schlaganfällen steigt mit den selben Risikofaktoren wie beim Herzinfarkt, deshalb auch die annährend gleichen Zahlen. Einige Menschen haben allerdings auch von Geburt an fehlangelegte Hirnarterien (Aneurysmen), welche dann auch bei jüngeren Menschen zu schweren Schlaganfällen (Subarachnoidalblutung) führen können.

Gefahren

- Absterben der Hirnareale mit bleibenden Lähmungen und ggf. lebenslanger Pflegebedürftigkeit.
- Folgen der Pflegebedürftigkeit wie Lungenembolien oder Lungenentzündungen.

- Hirndruck durch Massenblutungen oder Gehirnschwellung mit Versagen der Atem- und Kreislaufregulation.
- Schlaganfälle im Stammhirn mit Versagen der Atem- und Kreislaufregulation.

PRAXIS Symptome erkennen und handeln

Erkennen

Die Symptome für einen Schlaganfall sind sehr vielseitig, einige von Ihnen werden manchmal übersehen und führen dann zu einer verzögerten oder unterlassenen Therapie.

- Plötzliche Lähmungen (Halbseitenlähmung, hängende Mundwinkel usw.).
- Plötzliche Gefühlsstörungen (wie das Kribbeln, wenn ein Arm eingeschlafen ist).
- Sprachstörungen.
- Sehstörungen.
- Übelkeit/Erbrechen.
- Krampfanfälle.
- Schluckstörungen/Speichelfluss.
- Bewusstseinsstörungen.
- Pupillenveränderungen.
- Wesensveränderungen.

+ Maßnahmen des Ersthelfers

- ➲ Alarmieren Sie den Rettungsdienst beim kleinsten Verdacht.
- ➲ Setzen Sie den Betroffenen bei vorhandenem Bewusstsein hin.
- ➲ Kontrollieren Sie ständig Bewusstsein, Atmung und Kreislauf.
- ➲ Führen Sie ggf. eine stabile Seitenlage durch.
- ➲ Beruhigen Sie und betreuen Sie den Betroffenen.

Ist der Betroffene in einem Zeitfenster von drei Stunden in intensivmedizinischer Betreuung, lassen sich viele Folgeschäden minimieren und einige Symptome manchmal sogar ganz zurückbilden. Für diese Zwecke sind von den Krankenhäusern spezielle Stationen geschaffen worden, sogenannte »Stroke-Units«. Wenn eine solche Krankenstation nicht in der Nähe ist, werden, um Zeit zu sparen, Hubschrauber eingesetzt, die den Betroffenen sofort in eine »Stroke-Unit« bringen.

Akute Erkrankungen der Bauchorgane

Aufgrund unserer Lebensweise und oftmals ungesunden Ernährung kommt es immer häufiger zu Erkrankungen der Bauchorgane mit den entsprechenden Schmerzen und Folgen. Aber auch nicht ernährungs- oder genussmittelbedingte Erkrankungen, wie zum Beispiel die Blinddarmentzündung oder Magen-Darminfektionen sind häufig.

Häufig treten auf:

- Erkrankungen des Magens, wie Geschwüre oder Schleimhautentzündungen.
- Entzündungen der Bauchspeicheldrüse.
- Gallenkoliken bei Gallensteinen.
- Darmverschlüsse, Darmentzündungen (M.Crohn oder Colitis ulcerosa u. a.), Darminfarkte.
- Harnleiterkoliken bei Nierensteinen.
- Eileiterschwangerschaften.
- Entzündungen der Genitalien bei Mann und Frau.
- Verdrehung des Hodenstiels bei sehr jungen Männern.
- »Blinddarmentzündung« bei jungen und bei älteren Menschen.

Unterscheiden können Sie diese Erkrankungen in der Regel nicht, aber Ihre Maßnahmen können in all diesen Fällen das Leiden zumindest lindern.

Folgende Gefahren drohen:
- Starke Schmerzen.
- Lebensbedrohliche Blutungen.
- Bauchfellentzündung mit abschließender Sepsis (Blutvergiftung).

PRAXIS **Symptome erkennen und handeln**

Erkennen

- Starke Schmerzen, langsam schlimmer werdend oder auch wellenförmig.
- Übelkeit/Erbrechen ggf. auch Bluterbrechen oder schwarzer Stuhlgang.
- Harter Bauch.
- Schockzeichen.
- Durchfälle.

✚ Maßnahmen des Ersthelfers

➲ Wichtig! Sofortiges Ess-, Rauch- und Trinkverbot.
➲ Meist liegt der Betroffene auf der Seite und hat die Beine angezogen, lassen Sie es dabei!
➲ Sollte der Betroffene doch auf dem Rücken liegen, legen Sie eine Decke unter die Knie, das entlastet.
➲ Alarmieren Sie den Rettungsdienst.
➲ Geben Sie auf keinen Fall Schmerzmittel! Einige steigern die Blutungsgefahr oder waren sogar Auslöser der Beschwerden.

Anhang

Verbandkästen

Inhalt des kleinen (großen) Verbandkasten für Betriebe

Stückzahl	Bezeichnung
1 (2)	Heftpflaster 5 m x 2,5 cm
8 (16)	Wundschnellverband 10 cm x 6 cm
4 (8)	Fingerkuppenverband
4 (8)	Fingerverband 12 cm x 2 cm
4 (8)	Pflasterstrip 19 mm x 72 mm
8 (16)	Pflasterstrip 25 mm x 72 mm
1 (2)	Verbandpäckchen klein
3 (6)	Verbandpäckchen mittel
1 (2)	Verbandpäckchen groß
1 (2)	Verbandtuch 60 cm x 80 cm
6 (12)	Kompresse 10 cm x 10 cm
2 (4)	Augenkompresse
1 (2)	Kälte-Sofortkompresse
1 (2)	Rettungsdecke 210 cm x 160 cm
2 (4)	Fixierbinde 6 cm
2 (4)	Fixierbinde 8 cm
2 (4)	Dreiecktuch
1 (1)	Schere 19 cm
5 (10)	Vliesstoff-Tuch 20 cm x 30 cm
2 (4)	Folienbeutel 30 cm x 40 cm
4 (8)	Einmalhandschuhe
1 (1)	Erste-Hilfe-Broschüre
1 (1)	Inhaltsverzeichnis

Inhalt des Kfz-Verbandkasten

Stückzahl	Bezeichnung
1	Heftpflaster DIN 13019-A 5m x 2,5 cm
8	Wundschnellverband DIN 13019-E 10 cm x 6 cm
3	Verbandpäckchen DIN 13151-M 8 cm x 10 cm
1	Verbandpäckchen DIN 13151-G 10 cm x 12 cm
2	Verbandtuch DIN 13152-BR (Brandwunden)
1	Verbandtuch DIN 13152-A 60 cm x 80 cm
6	Kompresse 100 mm x 100 mm
2	Fixierbinde DIN 61634-FB 6 oder Mullbinde DIN 61631-MB-6 CV/CO
3	Fixierbinde DIN 61634-FB 8 oder Mullbinde DIN 61631-MB-8 CV/CO
1	Rettungsdecke 210 cm x 160 cm
2	Dreiecktuch DIN 13168-D
1	Schere DIN 58279 A 145
4	Einmalhandschuhe nach DIN EN 455-1 und DIN EN 455-2
1	Erste-Hilfe-Broschüre
1	Inhaltsverzeichnis

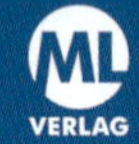

Erste Hilfe am Kind

Bei einem Notfall kann jede Sekunde entscheidend sein. Notfälle bei Kindern sind besonders kritisch zu behandeln – schnelle, kompetente und vor allem richtige Hilfe ist gefragt.

Ob bei Kleinkindern oder Säuglingen – praxisnah wird veranschaulicht, welche Maßnahmen ein Hilfeleistender ergreifen muss und welches Verhalten den Kindern in Notsituationen hilft. So sollen bestehende oder drohende Gefahren abgewendet werden, damit sich der Zustand stabilisieren kann.

Sie lernen Symptome von Notfällen bei Kindern zu erkennen und entsprechend Erste Hilfe zu leisten.

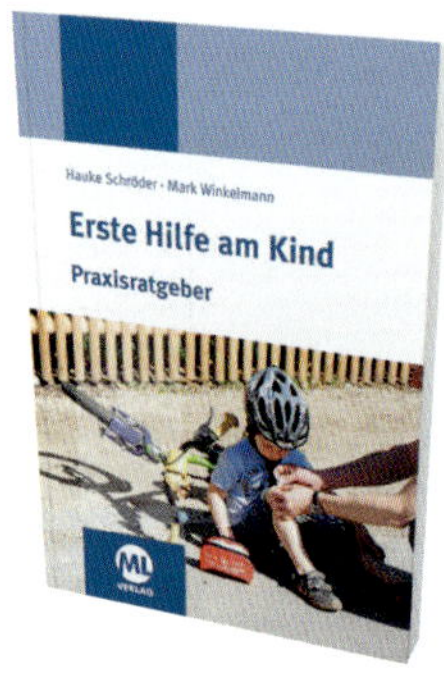

Hauke Schröder,
Mark Winkelmann
1. Auflage 2014,
144 Seiten, Softcover
ISBN 978-3-944002-55-2
9,95 Euro

Besuchen Sie unseren Onlineshop www.ml-buchverlag.de!

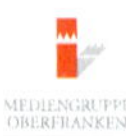